開かれたパンドラの箱

老化・寿命研究の最前線

今井眞一郎

瀬川茂子 構成

朝日新聞出版

目次

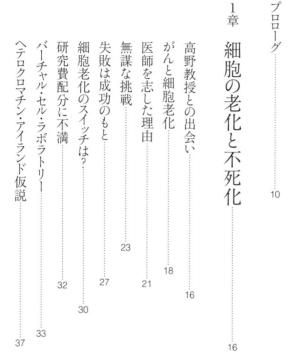

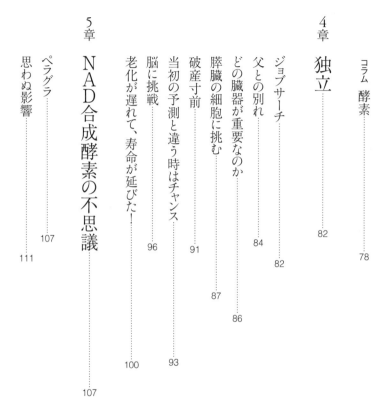

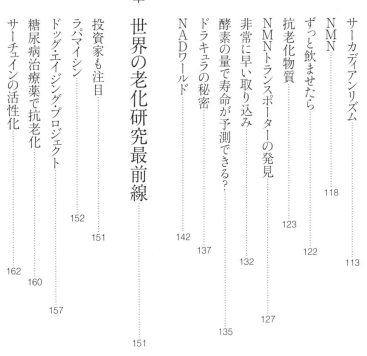

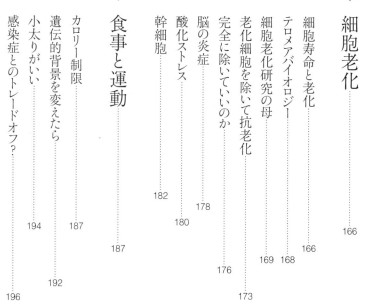

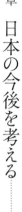

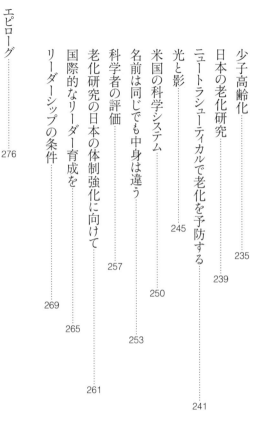

装幀・本文レイアウト　神田昇和
図版作成　マナベアキオ／鳥元真生

開かれたパンドラの箱

老化・寿命研究の最前線

プロローグ

「おかえりなさい。同窓会はいかがでしたか」

「とっても楽しかった」

予定していたミーティングが延期されたおかげで、欠席するはずの同窓会に参加することができた。僕が予定変更したことをマリはなぜ知っているんだろう。まあいい。マリは何でもおみとおしだ。

ミーティングは、海外の共同研究者とプロジェクトの進捗(しんちょく)具合や課題を話し合うために毎月開いている。スイッチをオンにすれば、僕のオフィスに共同研究者が現れる。微妙な表情も声色の変化もよくわかるから、本物の彼らが、何万キロも離れた場所にいて、僕のオフィスにいるのは情報技術が作り出した立体映像にすぎないということを忘れてしまう。時間さえ共有できれば、地球のどこにいても話し合うことができる便利な会議システム。これがない世界は考えられない。

　今日は突然、相手の都合で延期になり、おかげで僕は何年かぶりに同級生に会い、近況を聞くことができた。

「リョウは起業したらしいよ」

「あいつ、学び直しで大学に行ってたんじゃないの。哲学が勉強したくなりましたとかいって」

「そうなんだ。大学に入って、学生と話していたらアイデアが浮かんだそうだ。今のワクチンは効果がとても高いから、学生はほとんどインフルエンザやコロナにかかったことがないだろ。疑似体験できるようなプログラムを作ったらどうかって」

「それはいいアイデアだな。医学生にもぜひ体験させたい」

と医師になったトオルが話に加わってきた。

　医師といってもトオルが患者をみることはまずない。彼が向き合うのは健康な人だ。ゲノム情報、血液の成分やホルモンの状態など大量の個人データをもとに、病気にならないように予防法の相談に乗る。医師の主な役割が、診療ではなく予防のコンサルテーションに変わったのはずいぶん前だ。トオルは優秀で人柄も温厚だから、人気が高く、予約が取れない医師として有名だ。

予防が徹底して治療を受ける患者の数は減り、病院は空いている。手術を受けなければならないような患者は病院に行かなければならないが、その数も減ってきた。

医師の仕事を減らすために、ＡＩが果たした役割も大きい。うちのマリ、僕のＡＩも僕の健康をきめ細かく管理している。「明日はランニングに行きませんか。ストレス解消にもなりますよ」「今日は、この錠剤を一つ減らしても大丈夫です」。僕はたいていマリの言葉に従っている。

血圧や心拍数をはじめ僕の体の様々なデータは二四時間マリに送られ、マリは適切なアドバイスをくれる。僕は年に一回、医師に会い、マリが管理しているデータをみせる。医師はマリが僕に指示していい範囲を決める。もちろん、医師も大量のデータを判断するためにＡＩの力を借りている。「抗老化ピル」を飲む時間を僕が忘れないようにするのもマリの仕事だ。僕の体調でマリが指示する量も変わる。もう抗老化ピルなしの生活は考えられない。

おかげさまで僕も妻も病気知らずだ。研究チームを引っぱり、アイデアを出し続けるためには健康であることが絶対必要だ。

集まった同級生もみな元気そうにみえる。

仕立てのよいスーツが似合うナナは昔から姿勢がよかった。今もピンと背筋を伸ばしている。大企業の社長を務めたあと、趣味のガーデニングに夢中だと聞いていたが、また仕事を再開したのだろう。

「新しいことを経験したくなってインターンの面接を受けに行ったら、孫と鉢合わせ。孫の仕事を奪うわけにはいかないと思ったけど、一〇人採用するというから、めでたく孫と一緒に働くことになったの」と話す。

「孫をみていると、彼らが生きがいをもって働ける職場にするにはどうしたらいいかとつい考えてしまう。私は社長じゃなくて、インターンなのと自分に言い聞かせているわ。でも、これまでの経験を活かせることがあれば役立てたいわね」

仕事と同時にナナはランニングも再開したという。「久しぶりに走ったら急に胸がしめつけられるような感じがして、いよいよ来たか、と思ったけど、まだ大丈夫みたい」と微笑(ほほえ)んだ。

ナナの話で昨年他界したマサルを思い出した。ある朝、ベッドで冷たくなっているのを家族が発見した。その前日は、「百歳の誕生日に何をしようか」と話しながら、元気にゴルフをしていたそうだ。百歳の誕生日を迎えることはめずらしくないが、百歳の誕生日を特別なものにしたいと考える人は多い。ずいぶん前から準備をする人もいて、そのためのサービスもある。たとえば、ヒマラヤの山頂で誕生日を迎えたい人のために長期間トレーニングのプログラムを提供する会社が急成長しているらしい。

僕たちは九〇歳。マサルのように「ある日」が突然来ることもそろそろ意識する年齢にさしかかった。かなり高い確率で余命を予測する検査を受けて、残り時間の人生設計を考える人もいる。僕は知りたくない。チャレンジできる限り、前だけを向いていたいから。

九〇歳になっても多様な生き方がある。ずっと働き続けている人、一度リタイアして再び仕事に戻った人、勉強を再開した人、地域のために活動している人……。介護を受けている人はめったにいないが、受ける場合はとてもよい介護サービスが提供される。昔、少子高齢化で問題になっていたことはだいたい解決した。問題の多くは、加齢に伴う病気のリスクが大幅に減ったことによって自然に解消したのだ。相変わらず高齢社会だ。しかし、若い人が多くの高齢者を支える社会ではない。誰もが年齢を意識せずともに生きている。多くの人にとって、人生を楽しむ時間が長くなった社会だ。

私は、こんな社会が実現すればいいなと考えています。老化をコントロールし、プロダクティブ・エイジングが可能な世界はそこまできているのです。

1章 細胞の老化と不死化

高野教授との出会い

ＪＲ中央線の信濃町駅のすぐ近くに慶應義塾大学病院があります。病院に隣接する医学部の敷地に、東校舎と呼ばれるこぢんまりした建物があり、その四階に高野利也教授が主宰する微生物学教室がありました。一九八七年が明けて間もない頃、医学部四年の私は講義だけではあきたらず、研究をさせてほしいと高野教授に願い出ました［図1］。

高野教授の専門はがん化にかかわるウイルスで、一九六〇年代に米国マサチューセッツ工科大学（ＭＩＴ）に留学してサルバドール・ルリア教授のもとで学んだ研究者です。ルリア教授は一九六九年にノーベル医学生理学賞を受賞しています。高野教授は、あるたんぱく質に、ＤＮＡを切るハサミ役「制限酵素」の働きがあることをみつけました。分子生物学分野の研究材料として欠かせないものになる大発見ですが、日本に呼び戻されたためにその仕事を完遂できませんでした。酒の席でよくその話をされていました。

分子生物学で素晴らしい業績を上げた米国の研究者たちを間近でみてきた高野教授は、研究室の運営も米国式で、メンバーに自由に研究させるスタイルでした。おかげで、私はまだ大学院にも入っていないのに、自分で計画を立てて研究をすることができました。その頃はどこの大学でも旧態依然とした体制の研究室が多く、学生は講師や助手について実験手技を学び、教授のプロジェクトを分けてもらうのが普通でしたから、まれなケースでした。

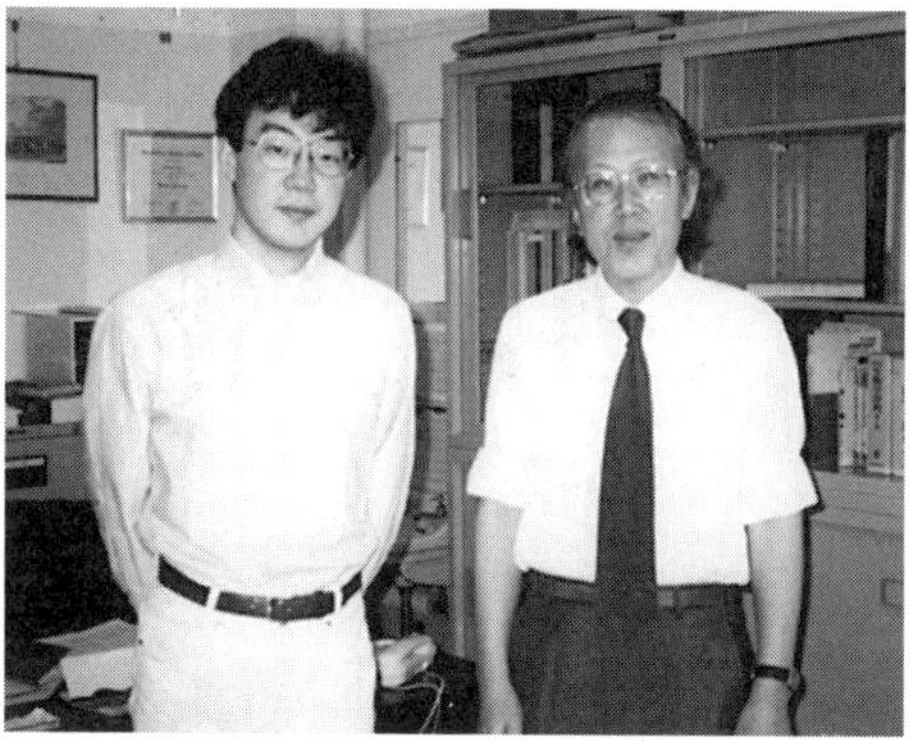

図１　慶應義塾大学医学部の高野利也教授と（1991 年５月）

高野研究室は当時、助手（現在の助教）一人と講師、大学院生が四、五人の構成でした。自由といっても、全員がそれぞれ独自の研究をしているわけではなく、いくつかのグループに分かれていました。学部学生でありながら独自のプロジェクトを進めている私に対して、快く思わなかった人もいたでしょう。研究費は限られているので、ほかのグループの手伝いから始めてもいいのではないかと考える人もいました。研究室でプロジェクトの進捗状況を発表し合う「ラボミーティング」で私が発表すると、厳しい意見がつぎつぎに出て、批判にさらされました。その頃の私は頭でっかちで生意気でしたから、負けてはいません。理論武装して反論するので、毎回、大激論になりました。そのせいか、ずいぶん鍛えられました。

がんと細胞老化

私が興味をもったのは、「細胞老化」という現象でした。細胞の老化は、細胞の分裂回数と関連することがわかっていました。一九六〇年代、米国のレナード・ヘイフリック博士が、それまで無限に増殖すると考えられていた細胞の分裂回数には限界があり、一定回数分裂すると増殖を止めて死んでしまうと提唱しました。細胞の分裂回数で数える細胞の寿命を「ヘイフリック限界」と呼びます。ヘイフリック限界に近づいた細胞は「老化細胞」と呼ばれ、特徴的な性質を示すようになるのです。

一方、細胞に特定のウイルスを入れるとがん化が起こります。がん化の特徴の一つとして、細胞が無限の増殖能力を獲得することがあるとされていました。本来なら寿命があって死ぬはずの細胞が、無限に増殖する能力を獲得する、つまり「不死化」が起こるのです。細胞の不死化はがん化への重要な第一歩だと考えられていました。

細胞の不死化は、おそらく細胞老化のプロセスが異常になって起こるのでしょう。細胞の老化と不死化を研究することで、老化とがん化をつなぐようなメカニズムを明らかにできるのではないかと考えました。人ががんになる最大のリスクファクターは加齢ですから。

そこで、まずは細胞の中にあって細胞の分裂回数を数えるメカニズムをみつけたいと思っていました。今では、染色体の末端には染色体を安定させる高度に圧縮されたテロメアと呼ばれる構造があり、細胞分裂のたびにテロメアが短くなり、限界を超えると分裂が止まることが知られています。しかし一九八〇年代当時、そのメカニズムはまだ知られていなかったのです。のちにノーベル医学生理学賞を受賞するエリザベス・ブラックバーン教授らをはじめとするテロメア研究の成果が花開く前でした。

まずヒトの線維芽細胞（ファイブロブラスト）と呼ばれる細胞で実験しようと考えました。皮膚の結合組織を作るコラーゲンのようなたんぱく質を細胞の外に分泌する細胞です。当時、マウスの細胞は不死化しやすいが、ヒトの細胞はなかなか不死化しないことが知られていました。唯一、サルにがんを起こすウイルス「ＳＶ40」の遺伝子がヒトの細胞を不死化させることができるとわかっていました。Ｔ抗原と呼ばれているがん遺伝子です。これをヒトの細胞に入れると細胞の形が変わる「トランスフォーメーション」が起こり、細胞が増えやすくなります。その中から、まれに不死化細胞が出てくるのです。

私は、Ｔ抗原やほかのがん遺伝子を使って、ヒト細胞を不死化させようとしました。簡単そうに聞こえるでしょうが、とても手間のかかる実験でした。何しろ不死化する確率がまれなので、膨大な量の細胞を培養しなくてはならないのです。幸運なことに、高野教授自ら、ヒトの細胞を培養する方法を手ほどきしてくれました。一つ一つ克明に順を追って、すべてのプロセスを教わりました。医学部の教授が学生に毎日一定の時間を使って培養方法を教えることはまれでした。今も当時の実験ノートが手元にあり、懐かしく眺めることがあります。

一個の細胞から増えた細胞をばらして、また培養を続けていく。もとは一個ですから、増えたのは同じ遺伝情報をもつ「クローン細胞」ということになりますが、その中からまれに不死化するものが出てきます。細胞はどんどん増えていきます。培養皿いっぱいになると、バラバラにほぐして、別の皿に薄く撒(ま)いて、また増えるようにする。これを継代培養といいます。のちに解析するための細胞を凍結保存する作業もあります。培養皿が一〇、二〇個ならすぐに終わりますが、数百になると、朝から夜中までかかり、それでも終わらない。朝、同級生が授業に出るために登校する時に私は家に帰って一眠りという生活でした。

それだけ大量に培養していると、いくつか不死化してくるものが出てきました。もとは一つの細胞から出発したクローン細胞ですが、すべてが不死化するわけでありません。おおよそ百万個に一個くらいの細胞が不死化します。それだけ低い頻度でしか不死化しないので、不死化の原因は遺伝子の突然変異だろうと推定できました。突然変異で、遺伝子が働かなくなったり、逆に過剰に働くようになったりすることが起こって、細胞分裂が止まらなくなったに違いないと考えました。

　この実験により、クローン細胞から出発した不死化細胞を五、六系列樹立できました。不死化するまでの過程でときどき凍結していましたから、もとになる細胞、老化の過程にある細胞、老化過程が異常になって不死化した細胞の一連のセットができました。不死化がどの段階でどのくらいの頻度で起こるのか、不死化した細胞はどういう性質をもつのかがわかってきました。この結果をまとめて、日本癌学会でポスター発表したのが、私の初の学会発表でした。

医師を志した理由

　医学部六年になっても私は実験に明け暮れていました。同級生は国家試験の準備で忙しくしていましたが、私は臨床の医師になるか、研究者になるか迷っていました。

　医学部に進学したのは医師を志したからです。子供の頃から医師になると決めていました。私が生まれる前、母のおなかの中にいる時のことです。母は大きな病院で、「中絶せざるをえません、もう赤ちゃんはだめです。明日、もう一回来てください」といわれたそうです。おそらく胎盤剝離が起こりそうな状態で、妊娠が継続できないと判断されたのだと思います。母は流産の経験があったため、どうしてもあきらめられず、市中の病院を探しました。探しあてた産婦人科の医師が、「九九％は難しい。しかし、残り一％でも希望があれば、私は力を尽くします」といって、処置をしてくれたそうです。「これ以上は無理だから、大きな病院に行ってください」といわれ、そこで私が生まれました。

物心つく頃から、父は私にこの話を繰り返し聞かせてくれました。「一％の望みがあれば力を尽くすといって努力してくれたんだよ」と聞いて育った私は、産婦人科医になろうと思うようになりました。

余談ですが、のちに、米国で最初の大きな論文を発表して帰国した際、父母と一緒に私の命の恩人である星産婦人科を訪ねました。母を診療した先代の医師は亡くなり、息子さんの代になっていましたが、仏前で報告をすることができました。

医師になると決めて、中等部から慶應義塾に入り、希望どおり医学部に進学しましたが、だんだん研究が楽しくなって、臨床ではなく研究の道に進もうか、迷いが出てきました。そんな時期にたまたま出席した産婦人科の講義の冒頭で聞いた言葉に、私は一撃を受けました。

「君たちは研究をしなければいけない。なぜなら医者の仕事は尊いが、医者は一回に一人の患者しか助けられない。研究で生命の根本原理を解決できたら、何千、何万の人を救うことができる」と講師の先生が話したのです。その言葉は、私にとって天の啓示でした。迷いがふっ切れ、研究者になる決意を固めました。

準備不足ではありましたが医師国家試験にもかろうじて受かり、大学を卒業して、大学院に進学しました。臨床研修に行かず、大学院で基礎研究を始めたのは、私のほかに五人くらいいました。

無謀な挑戦

大学院では、細胞が不死化する原因となる遺伝子を特定する研究を始めました。ここで簡単に遺伝子について説明しておきましょう。

ヒトの体を作る細胞は、もとは一個の受精卵が分裂を繰り返してできたものです。分裂のたびに遺伝情報を複製して、同じ遺伝情報をもった細胞を増やしていきます。体のすべての細胞が基本的には同じ遺伝情報をもっています。

遺伝情報が書き込まれているのがＤＮＡです。ＤＮＡの本体は塩基と糖とリン酸からなる二本の鎖で、二重らせん構造を作っています**[図2]**。塩基はアデニン（Ａ）、グアニン（Ｇ）、シトシン（Ｃ）、チミン（Ｔ）の四種類があり、その三つの組み合わせでアミノ酸を指定します。塩基の配列がアミノ酸を指定する「情報」になっているわけです。アミノ酸がたくさん集まってたんぱく質ができますが、たんぱく質を作る時には、ＤＮＡからいったんメッセンジャーＲＮＡ（ｍＲＮＡ）という一本鎖の塩基配列に情報を写し取ります。

しかしＤＮＡのうち、たんぱく質の情報になっている部分はほんのわずかで、この部分を遺伝子と呼びます（たんぱく質を作る情報以外の部分の役割は長らく不明でしたが、かなりわかるよ

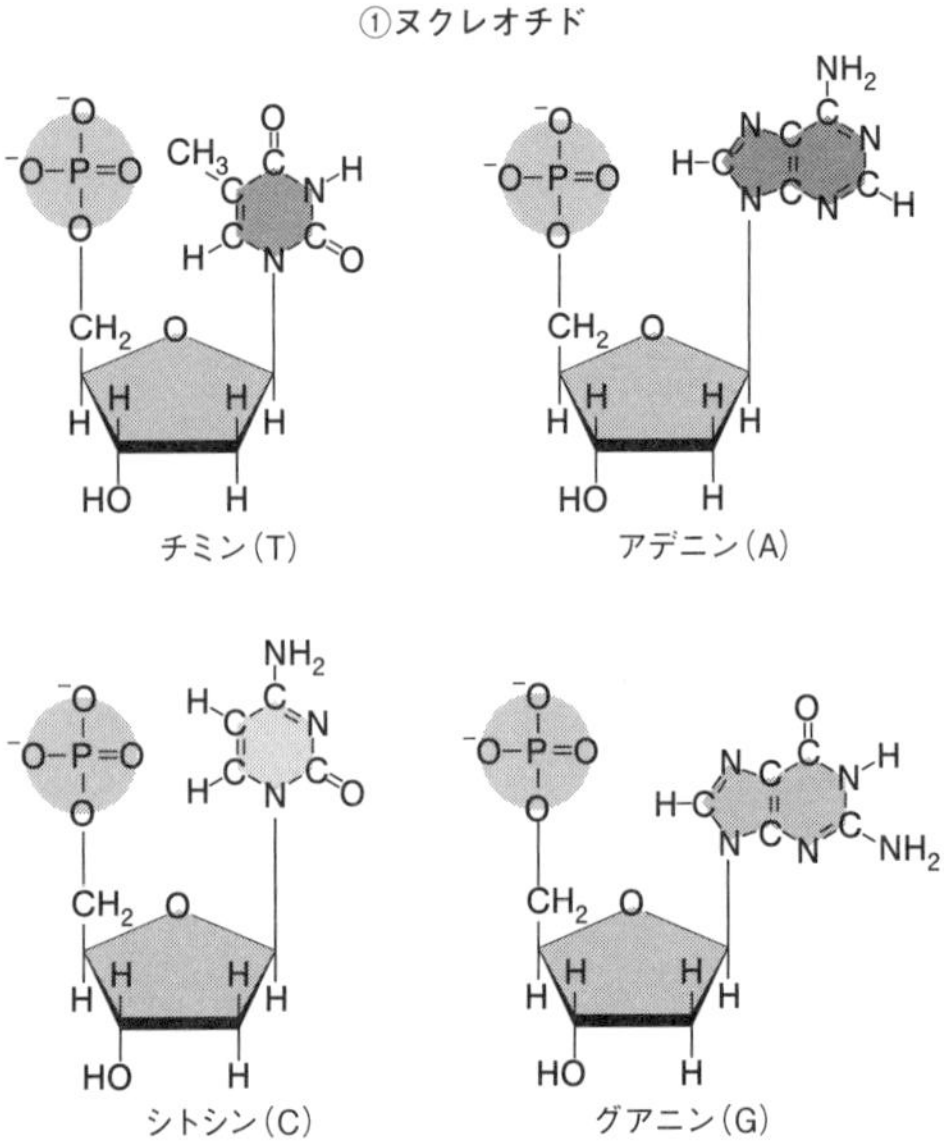

図２　DNAの構造
①糖（デオキシリボース）とリン酸と塩基からなる４種類のヌクレオチド（アデニン：A、グアニン：G、シトシン：C、チミン：T）が組み合わさり、②DNAの二重らせん構造を作る。

うになり、最近の遺伝子の概念は広がっています）。

　細胞の核の中にDNAは折りたたまれ、染色体の形でおさまっています。神経、心筋など細胞によって働きは違い、細胞ごとに必要なたんぱく質は異なるので、読み出されている遺伝子は違います。DNAを百科事典、遺伝子をその項目とすれば、細胞ごとに百科事典のどの項目を読んでいるのかが違うのです。遺伝子が読まれていることを「発現している」といい、この項目を読め、という命令を実行するものを「転写因子」といいます。

②

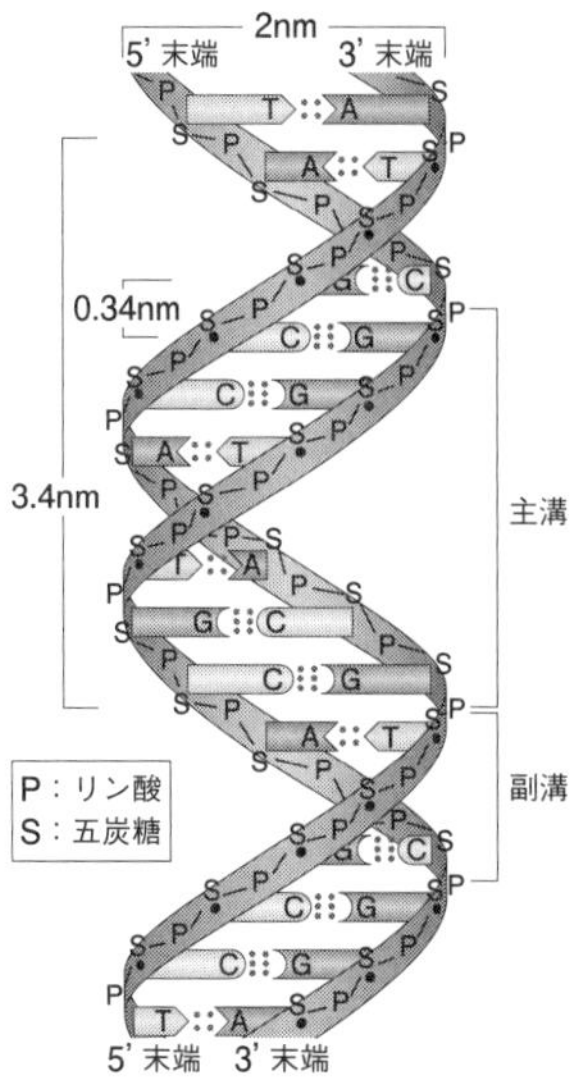

老化細胞で発現している遺伝子のうち、不死化細胞になると発現がなくなっているものが、老化細胞に特徴的な遺伝子の候補ということになります。

では、老化細胞Ａで発現しているが不死化細胞Ｂで発現していない遺伝子をみつけるにはどうしたらいいでしょう。今なら、あっという間に遺伝子を読み取る技術がありますが、当時は手間がかかる技術しかありませんでした。「遺伝子サブトラクション法」と呼ばれる方法で、Ａ細胞とＢ細胞で発現している遺伝子を比較することにしました。発現している遺伝子はｍＲＮＡを調べればわかります。

Ａ細胞とＢ細胞のｍＲＮＡを精製します。Ａ細胞のｍＲＮＡを鋳型として二本鎖の相手となる塩基配列（ｃＤＮＡ）のセットを作り、Ｂ細胞のｍＲＮＡにあてがいます。すると、ＡとＢ両方に発現しているｍＲＮＡは二本鎖になりますが、Ａにしかないｃ ＤＮＡは、相手がいないので一本鎖のままです。二本鎖と一本鎖が混じった状態のものから、二本鎖を取り除くと一本鎖が残ります。その塩基配列を調べると、Ａにしかない遺伝子がわかるというわけです［図3］。

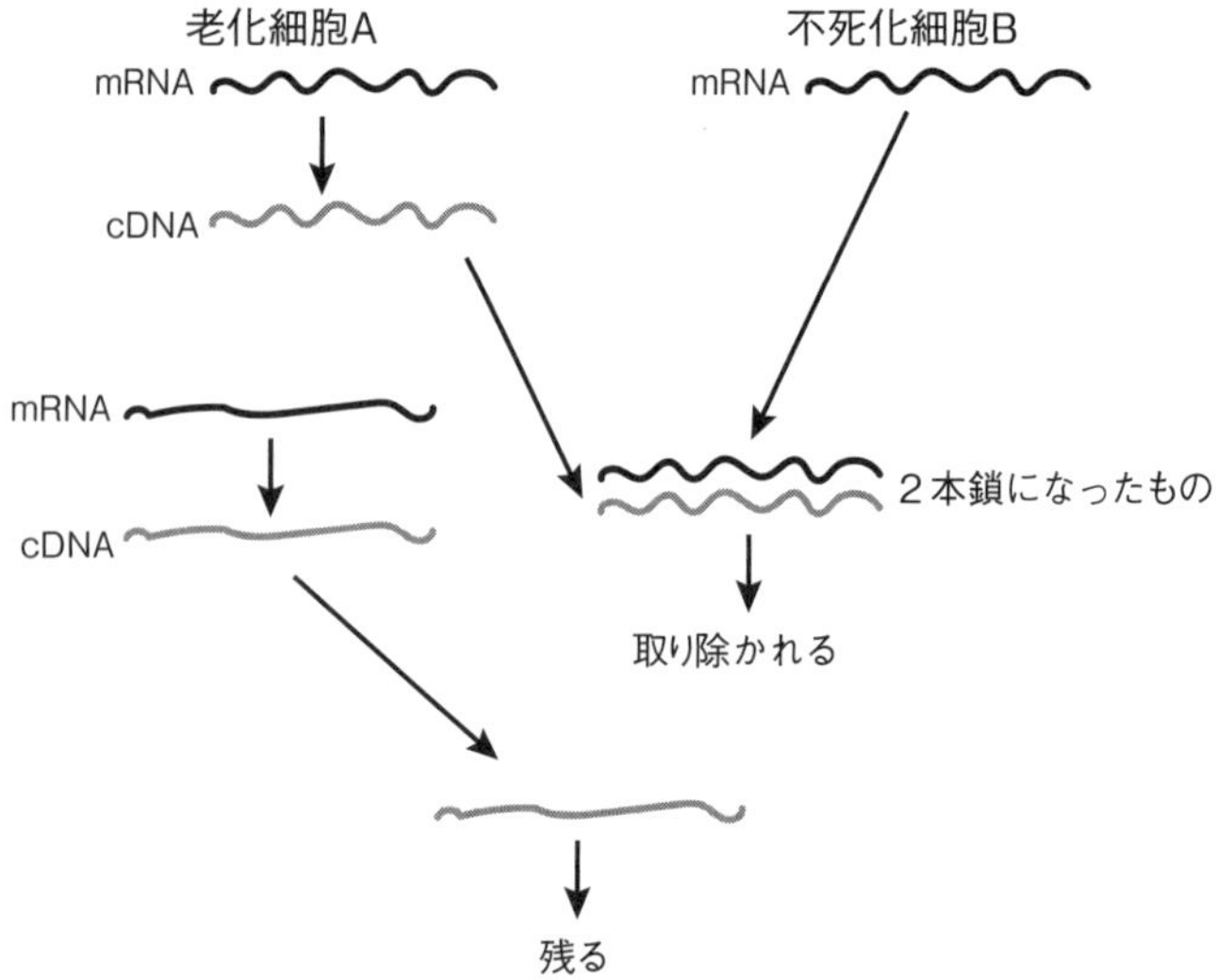

図3　遺伝子サブトラクション法の原理

これが遺伝子サブトラクション法の原理です。大ざっぱに説明すると簡単そうですが、歴史的には免疫学の研究者が使って大きな成果をおさめた先端技術でした。ｍＲＮＡの精製一つとっても、ｍＲＮＡは細胞にわずかしか含まれないため、膨大な量の細胞を培養するところから始めなくてはなりません。一マイクログラムのｍＲＮＡの精製でもたいへんなのに、一ミリグラム精製すると決めました。

遺伝子サブトラクション法は、研究室で誰も挑戦したことがない技術であるだけでなく、とても高価な材料が必要でした。大学院生がおいそれと手出しできるものではありませんでした。私が研究を始めると宣言すると、無謀すぎる、大学院生が研究室の金食い虫になっていいのかと批判を浴びました。当然の反応だったと思います。

始めることができたのは、高野教授の鶴の一声のおかげでした。

「今井君がこんなにやりたいといっているから、やらせてみたらどうですか」

ほかの人たちも、教授がそう考えるならしかたないと認めてくれました。

大見得を切って高い材料を使い、勢い込んで始めた実験ですから、いよいよ結果が出そうな段階に入った時は、ドキドキしました。ところが、結論からいうと大失敗。老化細胞にだけある遺伝子ではなく、不死化細胞にあるものもたくさん取れてしまったのです。ハイドロキシアパタイトという物質に吸着されて除かれるはずだった二本鎖が吸着されずに混じってしまったことが原因でした。

大学院一年生の分際で、研究室の貴重な実験費を数十万円は使ったでしょうか。それみたことかという冷たい視線を感じました。自信満々だった私もしょげました。もう立ち上がれないという気分になり、くやし涙が出てきました。

失敗は成功のもと

もうチャンスはないかもしれない、そう思った時、助けてくれる人が現れました。同じ建物にあった病理学教室の梅澤明弘助手（現、国立成育医療研究センター研究所所長）でした。梅澤さんは分子生物学を学びに頻繁に微生物学教室に来て実験していました。落ち込んでいる私に、自分も遺伝子サブトラクション法を使いたいので、アドバイスしてくれないかといってくれたのです。実験材料は梅澤さんが買い、梅澤さんのサンプルと私のサンプルを同時に実験しながら、教えてほしいと。私にとっては、渡りに船。幸運でした。ぜひお願いしますと、一緒に実験を再開しました。

前回、理論どおりに実験をすればうまくいくと信じていた私は傲慢でした。少しの準備で実験を進めてしまいましたが、失敗すれば、余計に時間がかかってしまうことを痛いほど学びました。予備実験をおろそかにせず徹底的にする必要があると骨身に染みました。二度と失敗しないように、念入りに実験条件を検討し、予備実験を繰り返しました。二本鎖を吸着させて一本鎖だけを分離するハイドロキシアパタイトの能力もきちんと検証しました。

朝から夜中まで実験しました。終電の時間が過ぎると、大学の近くに住んでいた梅澤さんは「うちで飯を食べて、泊まっていけ」と温かい言葉をかけてくれました。実験材料から生活の面倒までみてもらったのです。梅澤さんに足を向けては寝られません。

ある時、梅澤さんから、「何でいつもそんなに楽しそうに実験しているの」と聞かれました。「もちろん、早く結果を知りたいからですよ」と答えたら、とても驚いた顔をしていました。「それだけで楽しいのか」といわれ、「それ以外に何があるんですか」と返事をすると、「へー」と、あとに続く言葉を失ったようでした。しばらく間をおいて「おまえは変わっているな」といわれたことを覚えています。

当時は、なぜ驚かれたのか、まったくわからなかったのですが、振り返ってその意味がわかるようになりました。生きるために仕事としてしかたなく研究しているのに、ポーズで楽しそうにふるまう人が多かったのだと思います。心底実験を楽しいと感じる人は少数派だったのでしょう。実験に夢中になって楽しいと感じていた私は「ノーテンキな奴だ」とみなされたようです。

そうこうしているうちに、結果が出ました。満を持して再度のぞんだ甲斐がありました。梅澤さんのサンプルもうまくいきました。私もいくつか取れた遺伝子の配列を解析しました。当時、ようやく使えるようになったデータベースで、既知の遺伝子かどうか照合しました。結果を知りたいと、パソコンのまわりにたくさん人が集まってきました。老化細胞と不死化細胞で発現の差が最もはっきり出ていた遺伝子は、「コラーゲナーゼ」（ＭＭＰ１）だとわかりました。

遺伝子の名前が出たとたん、「なーんだ」というみんなの心の声が聞こえてくるようでした。潮が引くように人が去っていきました。私も、少しがっかりしました。老化細胞の特徴的な遺伝子を働かせるスイッチ役、ＤＮＡのこの部分を読めと命令して遺伝子発現を制御する親玉役の「転写因子」がみつかることを期待していたからです。

ところが、よく考えてみると、コラーゲナーゼはとても意味のある遺伝子でした。実験に使ったのは線維芽細胞。これはコラーゲンなどの「細胞外マトリックス」を分泌する細胞です。ちなみにコラーゲンは皮膚の弾力性や強さを保つ役割で知られています。コラーゲナーゼの働きは、細胞外マトリックスを壊すことです。老化すると皮膚が薄くなるのは、コラーゲナーゼの働きが上がり、コラーゲンが減少するからです。線維芽細胞の機能を考えると、コラーゲナーゼの役割は重要です。皮膚の機能を十分果たせなくさせるたんぱく質なのですから。その遺伝子が若い時には発現せず、老化すると出てきて細胞外マトリックスを壊し、不死化でピタッと下がって若い頃の発現レベルに戻るのです。

私は、一段落ついた研究をまとめて、日本分子生物学会のポスター会場で発表しました。すると驚いたことに、同じ会場でまったく同じ発想、同じような実験で、細胞老化に特異的な遺伝子を遺伝子サブトラクション法で調べている人がいたのです。自分と同じことをしている人は世界でほかにいないと思っていたのに、こんなに近くにいたのです。ポスターのタイトルもそっくりでした。分子生物学を駆使して、老化のメカニズムを突き詰めていこうという同じ志をもっている人は、当時東京理科大の大学院生だった原英二さん（現、大阪大学教授）でした。私たちは意気投合し、それ以来、親しくつきあうようになり研究材料や情報の交換などでも助け合っています。

細胞老化のスイッチは？

話をコラーゲナーゼに戻します。コラーゲナーゼについて考えているうちに、細胞老化のメカニズムに切り込む方法がみえてきました。コラーゲナーゼの発現を制御している遺伝子、つまり老化細胞で働きが上がる遺伝子のスイッチを入れたり切ったりする「親玉遺伝子」を探すのです。いいかえると、細胞が老化する過程で特定のＤＮＡ配列が読まれるようにする、あるいは読まれないようにする「転写制御」のメカニズムの解明です。

実は、転写因子の研究を始めると宣言した時、「無謀だ、できるはずがないことをやろうとしている」と、またしても批判されました。細胞の中で転写因子のたんぱく質は少量しかないので、取り出すのがたいへんなのです。何人もポスドク（博士号を得た研究員）がいるような大きな研究室で、低温室に朝から晩までずっと閉じこもって働き続けてやっと少量のたんぱく質を精製して、ようやく結果が出るという状況でした。転写因子の研究は競争も激しく、研究費もかかります。

それでも、私は大学院を卒業して助手になり、自分で研究費を申請できるようになっていたので、決意は変わりませんでした。面白いことがどんどんわかりかけているのです。高野教授は「技官（技術職員）をつけるので、好きにやれ」といってくれました。後輩の学生も集まり小さなグループができました。今、振り返ると、私のことを教授から甘やかされていると思っていた人たちもいたでしょうが、当時はまったく周囲の目を気にせずに研究を進めていました。

研究費配分に不満

次第に結果が出て研究は面白くなってきたのですが、同時に、日本の研究体制に対する不満が心の中でくすぶり始めました。当時、額の大きな研究費は文部省（現、文部科学省）や厚生省（現、厚生労働省）の研究班の班長が得て、それを班員に配るスタイルが多かったのです。研究成果にかかわらず、班長の下にぶら下がっているというだけで研究費がつくというシステムに、我慢できなくなっていました。日本の研究費の配分には透明性も公正もないと感じました。年が若くて助手のランクだというそれだけの理由で、わずかな研究費しか取れません。どれほど成果を上げてもふんだんに研究費が取れるチャンスはないと思うと、日本にいてもしかたないという気持ちが芽生えてきました。

そうした不満がつい態度に出てしまい、学会では失礼な質問を繰り返していました。「素晴らしいお仕事ですね。ところで」と質問し、相手が答えると、その答えをひねって相手が答えられないような次の質問をします。相手が困った顔をするのをみて、「ありがとうございました」と去る。成果もないのに研究費がたくさんついている人に、「あなたがいっていることは論理的におかしいのではないですか」とわからせるような嫌みな質問でした。

私の態度は目立ってしまったのでしょう。「そんなヤクザのようなことばかりをせず、きちんとまともな発表をしなさい」と京都大学の鍋島陽一教授（現、京都大学名誉教授）や東京工業大学の石川冬木教授（現、京都大学教授）が、日本分子生物学会で老化研究の専門セッションを開いた時に講演の機会を作ってくださいました。

それで少しおとなしくなり、いろいろなところで講演するようになりました。一九九五年のことだったと思います。岡山県で開かれた「数理の翼」セミナーに若手講師の一人として呼ばれました。フィールズ賞を受賞された数学者、京都大学の広中平祐名誉教授が、数学や科学の才能のある優秀な高校生・大学生を集めて開くセミナーです。

バーチャル・セル・ラボラトリー

「数理の翼」セミナーで出会ったのが、当時、ソニーコンピュータサイエンス研究所の主任研究員だった北野宏明先生（現、研究所長）です。夕食の時、コンピューターシミュレーションを使って生命現象を再現、解析する方法論は、これから重要になるだろうと話しました。

私はちょうどその頃、コラーゲナーゼ転写のメカニズムがわかるようになっていたので、細胞老化に伴いどのように因子が読まれるようになるのかシミュレーションで検討したいと考えていたのです。その場で、北野先生に共同研究をもちかけました。

北野先生はすでに人工知能（ＡＩ）分野で著名な研究者でした。ＡＩを神経細胞の解析に応用したいが、分子生物学の知識が足りない。そこで、私は分子生物学の知見を教え、北野先生にシ

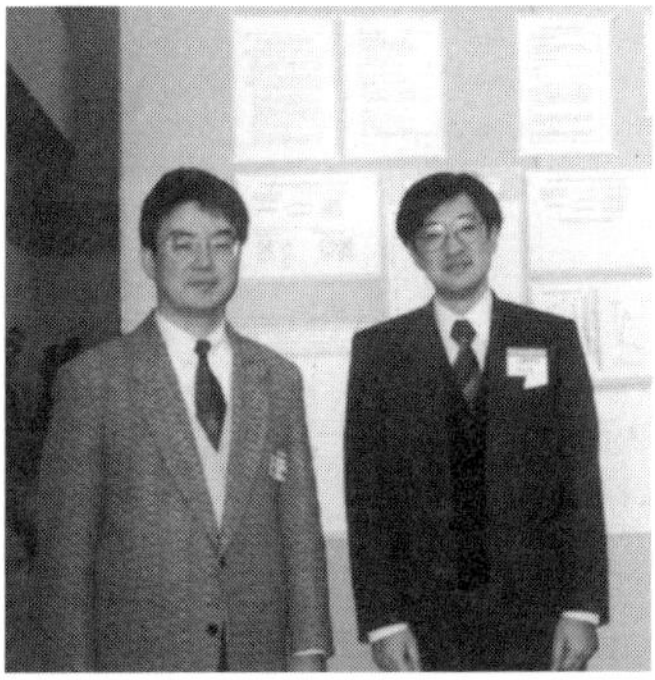

図4　現、ソニーコンピュータサイエンス研究所長の北野宏明先生と（1995年12月）

ミュレーション技法を教えてもらうことになりました。それぞれ違う専門知識をもっている人ががっちり向き合い、お互いに意見を出して次のステップを構築する究極の共同研究でした［図4］。

私たちは、細胞老化のシミュレーションモデルを作りました。正常な細胞集団の増殖曲線は、次第に増殖の速度が落ちて、一定回数、分裂すると止まります。コンピューター上に五万個以上の仮想細胞を作り、その一つ一つに細胞が本来もっているメカニズムを抽象化したルールを載せました。ルールとは、細胞どうしのコミュニケーションや細胞内の信号伝達、テロメアの長さなどについて、こうなった場合はこうふるまうという決めごとです。細胞一つ一つがルールに従って増殖したり、増殖を止めて死んだりした結果、細胞集団としての挙動がどうなるかをみます。

「バーチャル・セル・ラボラトリー（仮想細胞実験室）」と名づけ、膨大な計算をしました。北野先生だからできたことです。当時の最先端だった並列コンピューターを使った、徹底的なシミュレーションです。どの仮説に基づいて、コンピューター内の仮想細胞にメカニズムを組み込むと、細胞増殖や遺伝子発現の実際のデータに合致するか、しらみつぶしに試しました。数十のモデルを検証しました。

シミュレーションは、変数を少し操作することで結果は実験者の都合のよいようにできる、だから信用できない、と考えている人が多かったのですが、そうではありませんでした。特定のモデルでないと説明できないことがわかりました。

シミュレーションでわかったのは、細胞老化に重要なルールは細胞Aから細胞Bに働きかけるようなお互いの連絡があることが一つ、もう一つは、細胞の中で細胞分裂を停止させる遺伝子の発現を抑えるユニット構造がいくつもあり、それが一挙に全部なくなるのでなく、一つ一つなくなっていくことでした。細胞が分裂するたびにユニット構造がなくなって、空いたところに別のファクターが入って、細胞分裂を停止させる遺伝子を発現させる方向にもっていくのです。

一方、私はそれまでに実験室のコラーゲナーゼの研究で、転写制御にかかわる重要なＤＮＡの配列をみつけていました。コラーゲナーゼの転写を抑える方向で働くものと、転写を上げる方向に働くものです［図5］。

細胞老化の過程では、とくに転写を抑制する因子が重要であることがわかってきました。細胞が若い時は、その抑制因子があることでコラーゲナーゼの転写を抑えていますが、細胞がどんどん分裂して老化すると転写を抑制しなくなり、コラーゲナーゼの発現が上がります。そして不死化するとまた転写が抑制される、ということがわかってきました。

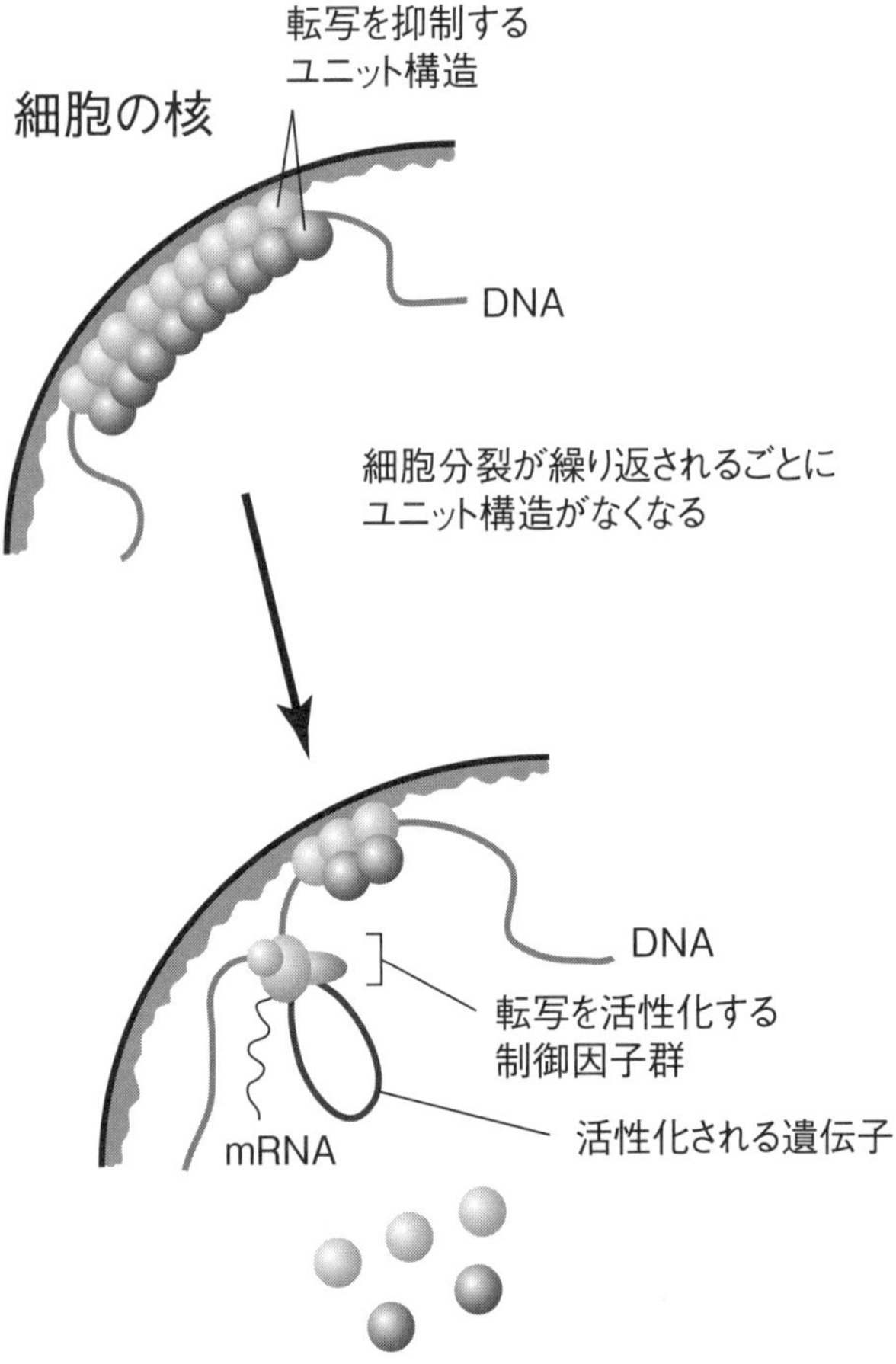

図５　コンピューターシミュレーションで明らかにしたコラーゲナーゼ遺伝子転写調節のメカニズムの模式図

ヘテロクロマチン・アイランド仮説

私はコラーゲナーゼの転写に重要な役割を果たすたんぱく質の精製を試みていました。まだ完全に精製できていませんでしたが、精製の途中でいろいろ調べてみると、その実態はOCT1と呼ばれる転写因子に違いないと見当がついてきました。これは遺伝子の発現を制御している転写因子の一つとして、よく知られているものでした。

OCT1が細胞内のどこに存在しているのか調べると、若い細胞では、細胞の核のへりに存在するヘテロクロマチンの部分にありますが、細胞が老化するとそれがなくなってしまいます。

細胞の核の中のDNAは、ヒストンというたんぱく質に巻きついてコンパクトに折りたたまれていますが、その構造が凝集しているところがヘテロクロマチンです。少しほどけたようになっているところをユークロマチンと呼びます［図6］。

ヘテロクロマチン構造を取っている部分では、遺伝子の発現が抑えられ、ユークロマチンの部分では、遺伝子が発現します。クロマチン構造がユークロマチン構造になったり、ヘテロクロマチン構造になったりする際には、ヒストンにアセチル基がついたりはずれたりすることが重要な役割を果たすことが当時わかってきていました。

北野先生と私は、これらのコラーゲナーゼの転写研究から得られた結果と、バーチャル・セ

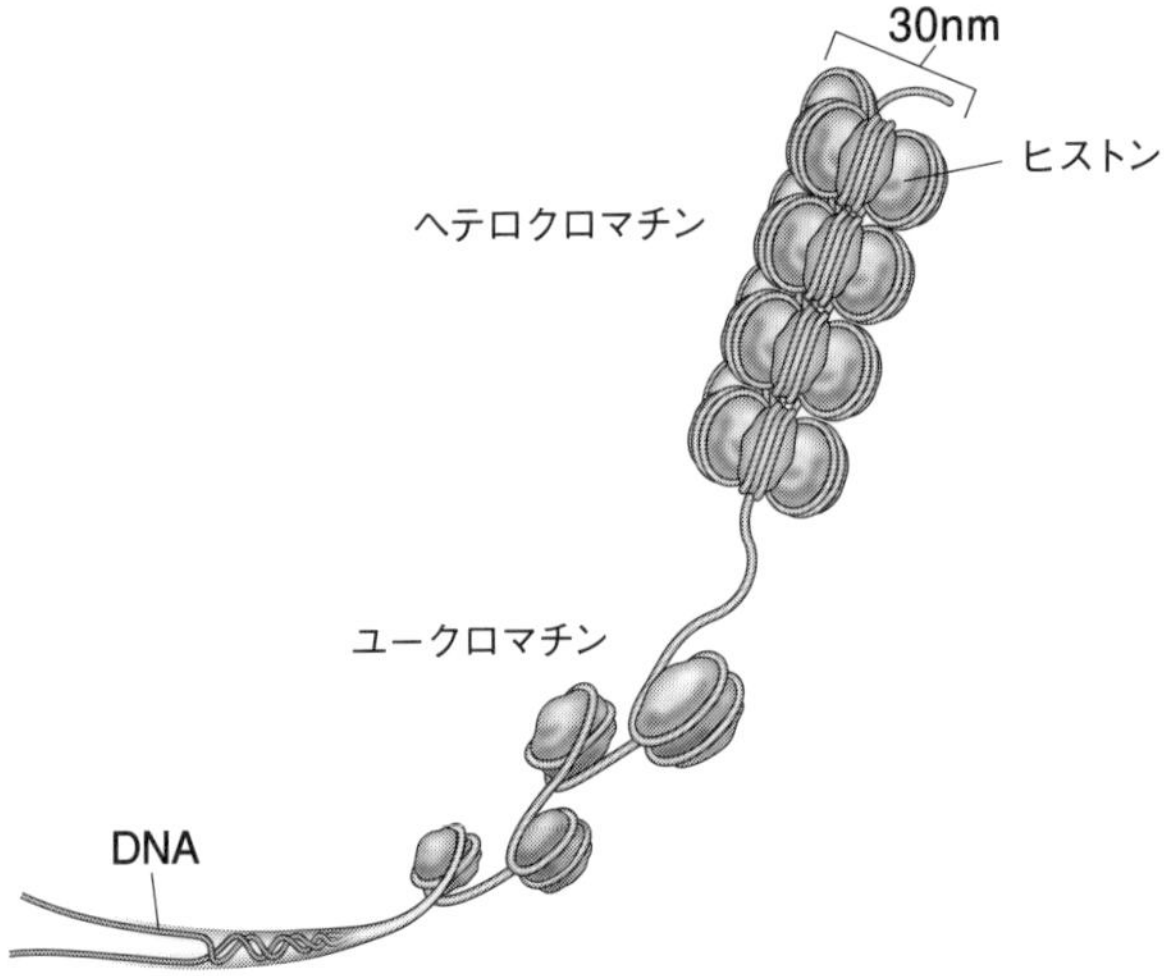

図6　細胞核内でDNAがヒストンに巻きつくヘテロクロマチンの構造を取っている部分とそれがゆるんだユークロマチンの部分

ル・ラボラトリーでのシミュレーションの結果から、おそらく「遺伝子発現を抑えるユニット構造」は、染色体上に島（アイランド）状に存在しているヘテロクロマチン構造であるに違いない、と考えました。それが「ヘテロクロマチン・アイランド仮説」の出発点でした。シミュレーションで細胞に載せたルールの一つは、遺伝子の発現を抑えるユニット構造が細胞分裂のたびに一つずつなくなっていくことでしたが、このユニット構造にＯＣＴ１がかかわっているのではないか、と考えました。

細胞が分裂を繰り返していく中で、一定の確率で、ヘテロクロマチンからＯＣＴ１のようなたんぱく質がはずれて、ヘテロクロマチン構造がゆるみます。この際に、ＯＣＴ１のような因子が再配置されることで、別の場所にヘテロクロマチン構造ができることが考えられます。ヘテロクロマチンのユニット構造が減って、あるところまでゆるんでくると、それまで抑制していた仕組みがはずれ、その構造の下で抑制されていた特定の遺伝子が発現するようになります［図７］。これが細胞の老化を誘導します。染色体上に分布しているヘテロクロマチン・アイランドのユニット構造がゆるみ、また、同時に別の場所に再配置されることが細胞老化の本質であり、個体老化を理解するカギではないかという仮説を、北野先生と連名で一九九八年に発表しました。

今では、ヘテロクロマチン構造を作るたんぱく質がたくさんわかっていますが、当時は、まだよくわかっていませんでした。いくつか知られていたうちの一つが、酵母で研究されていたＳＩＲという制御因子でした。いくつか種類があり、ＳＩＲ２、ＳＩＲ３、ＳＩＲ４で複合体を作って、酵母のヘテロクロマチンを構成していることがわかっていました。

ちょうど私たちがヘテロクロマチン・アイランド仮説の論文を出そうとしている時に、酵母を使った老化研究で、染色体末端の安定化に重要なテロメアについているＳＩＲ複合体が別の場所に移動する、それが酵母の老化に重要である、という論文がマサチューセッツ工科大学のレニー・ギャランテ教授のグループから発表されました。私はこの論文に非常に興味をもちました。私たちが仮説で予測したことが酵母の老化で起こっているのではないか、ＳＩＲ複合体が予測されたヘテロクロマチンのユニット構造となっているのではないか、と考えたからです。調べてみ

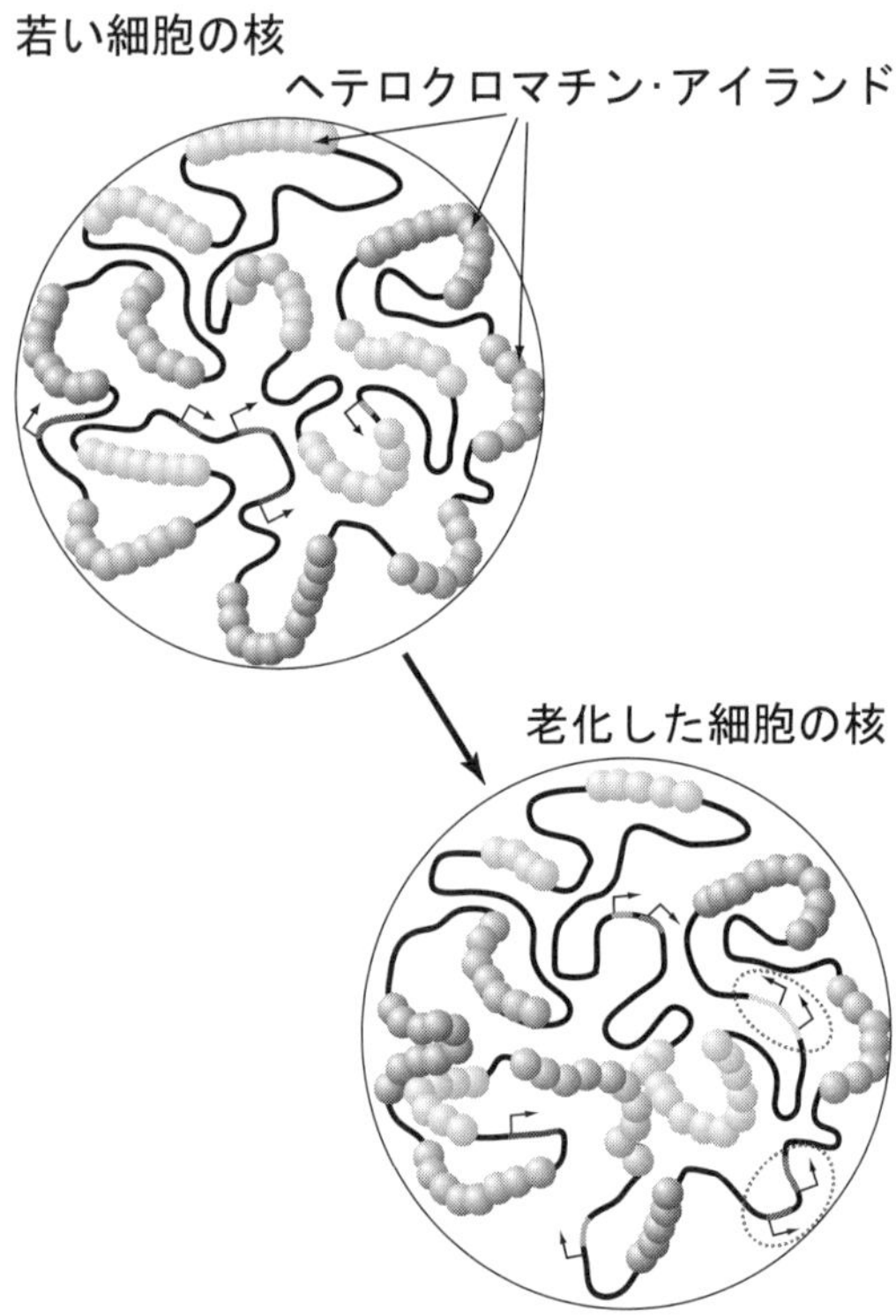

図7　ヘテロクロマチン・アイランド仮説の模式図
若い細胞に存在しているヘテロクロマチン構造は、細胞が分裂を繰り返して老化する過程で、その構造がゆるむ。その結果、点線で囲んだ箇所のように、遺伝子が読み取られるようになる（発現する）。一方、ヘテロクロマチン構造が新しく形成され、遺伝子が読み取られなくなる箇所もある。こうした遺伝子の発現の変化によって、老化の性質が示されるようになると考えられる。

ると、酵母のＳＩＲ複合体の中でもＳＩＲ２にだけ、類似したたんぱく質が哺乳類に存在していることに気づきました。そこで私たちの論文では、ヘテロクロマチン・アイランドの再構築のカギとなり、老化を制御する抑制因子の候補としてＳＩＲ２を挙げたのです。このことが、私の将来を左右することになるとは、この時は知る由もありませんでした。

実は、バーチャル・セル・ラボラトリーによる予測論文を、最初は米科学誌『サイエンス』に投稿したのですが、「実際にそういう物質をみつけたら、掲載を検討する」といわれて拒絶（リジェクト）されました。物質がみつかるところまでいったら、コンピューターでシミュレーションする方法論の意味がありません。北野先生と私で、編集者は新しい手法の意義を理解していないな、と笑って話していました。

一九九〇年代後半の段階では、高度なコンピューター解析を組み合わせたバイオロジーは、その程度にしか理解されていませんでした。まだシステムバイオロジーという言葉もなかった頃です。北野先生がシステムバイオロジーの分野を創設するのはこのあとです。コンピューターのパワーで生命現象を解析するのは、今ではあたりまえのアプローチになりました。私たちの論文は早すぎたのです。

最近、ヘテロクロマチン構造の再構築が老化に重要な役割を果たすことが物質レベルで示されました。その研究を行なった私の友人である米ハーバード大学のディビッド・シンクレア教授は、講演で一九九八年の私たちの論文の図を使ってその歴史を説明してくれています。私たちの予測が裏づけられるのに、約二〇年という歳月が必要だったのです。

2章　米国へ

キャリアを作り直す

一九八七年に実験を始めてから、一〇年間、細胞老化の研究を続けてきましたが、次第に新天地を求める気持ちが強くなりました。細胞老化の研究をこのまま続けても、個体の老化を理解することに結びつくとは思えなくなってきたことが理由の一つでした。仮説を出すまではよかったのですが、このまま発展させるのは難しいと感じるようになっていました。日本の科学研究の体制に自分が合わないと感じる気持ちも無視できませんでした。新しい環境でヘテロクロマチン・アイランド仮説を証明して、さらに発展させたいと思うようになったのです。

こうした思いがだんだん強くなり、思い切って米国でキャリアを作り直そうと考えました。

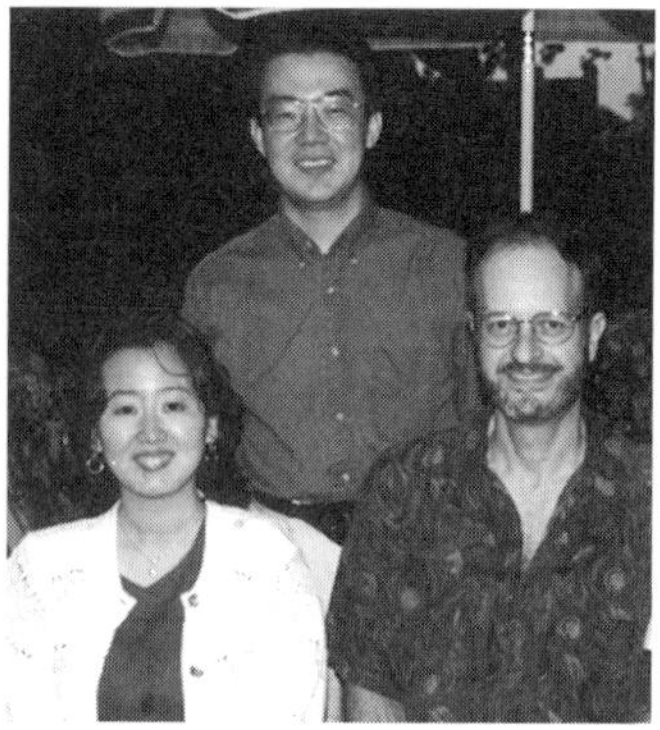

図８　レニー・ギャランテMIT教授（右端）と私と妻の寿子

一九九六年に米国で開かれた会議に参加した時、MITのレニー・ギャランテ教授の研究室に寄って話をしたことがきっかけとなりました。老化研究を進めるレニーとアイデアを交換し議論をしたかっただけなのですが、私がポスドクとして留学したいと考えていると勘違いされたらしく、「うちに来て研究しないか」と誘われました。私は当時まだ助手で、自分のグループもっていて、高野教授と相談する必要があるので、時間が欲しいといいました。高野教授に相談すると、間髪入れずあっさりいわれました。「行くべきだ」と。

一九九七年八月、米国に渡りＭＩＴのレニー・ギャランテ研究室のポスドクになりました。その前年に結婚しましたので、妻の寿子（としこ）とともにボストンでの新しい生活が始まりました［図8］。

ミドルエイジクライシス

レニーは、老化研究を始める前、遺伝子の転写制御の研究で大きな成果をたくさん出していました。酵母の遺伝学を使い、転写制御の基本的なメカニズム、とくに転写の活性化の研究で世界的に有名でした。ところが、ある時期、このままでいいのかと考え始めたそうです。レニーによれば「ミドルエイジクライシス」。これは米国人がよく使う言葉です。経験を積み充実した中年になった人が、もう若くない、このままでいいのかと不安になったり、突然、新しいことを始めてみたりする心境を指します。レニーは、当時の大学院生二人に何か新しいことができないか考えてみなさい、と指示しました。

二人が考え出したのが酵母の遺伝学を使って老化研究をすることだったのです。酵母の老化現象を記述するような研究は前からありましたが、遺伝学を使い、老化や寿命にかかわる遺伝子をみつけようという研究はめずらしく、無謀とみる人もいました。一つや二つの遺伝子で複雑な老化がわかるわけがないという人もいました。成果が出るのか、大きな賭けだったそうです。

酵母は単細胞ですが、DNAが染色体の形をとって、膜に包まれた核の中におさまっている「真核生物」です。DNAが細胞の中を漂っている細菌より、ヒトに近い生物です。酵母の中でも出芽酵母は、その名のとおり、母細胞から芽が出るようなかっこうで娘(じょう)細胞が分裂していきます。娘細胞が出てちぎれる時に母細胞の表面に傷ができますので、傷を数えると何回分裂したかわかります。長年の研究から、娘細胞を一定回数生み出すとそれ以上は出芽が起こらなくなることはわかっていました。出芽酵母には、分裂の回数として数えられる寿命があるのです。

酵母の集団で、出芽を繰り返した回数と母細胞が死ぬ率の関係を調べると、出芽回数が増えると死ぬ率が指数関数的に増えることもわかっていました。これはベンジャミン・ゴンペルツが指摘した「集団内の特定年齢の死亡率は、年齢が高くなると指数関数的に上昇する」という法則にあてはまります。ゴンペルツの法則にあてはまるということは、死亡が偶然だけによるのではなく、生物の機能が進行的に衰える「老化」で死亡率が高まっていくことを示しています。酵母は単細胞生物ですが、ちゃんと老化現象を示し、老化研究の材料になると考えられる理由となります。

こうした先行研究を踏まえ、レニーたちは老化のメカニズムに遺伝学から切り込むプロジェクトを始めました。まず酵母の長寿変異体をみつけようとしました。酵母の扱いに慣れた研究室ですから、地道な作業で酵母を培養し突然変異体をみつけるのはお手の物です。とはいえ、最初のとっかかりがつかめるまで四年以上かかったといいます。母細胞を顕微鏡下にずらっと並べて、娘細胞が出芽するたびに娘細胞を取り除いていきます。根気がいる顕微鏡下のマイクロマニピュレーションを延々と続けて、寿命の長い突然変異体をみつけました。その突然変異体を使って、突然変異した遺伝子を特定し、細胞でその遺伝子がどんな役割を果たしているのか突き止めようとしたわけです。

長寿になるミュータント

一九九五年、彼らは二～五割も寿命が長くなる長寿変異体(ミュータント)をみつけました。それはＳＩＲ４という遺伝子が突然変異して異常になったものでした。酵母では、ＳＩＲ２、ＳＩＲ３、ＳＩＲ４というたんぱく質が複合体を作って染色体の端のテロメアなどに数珠状にくっついていることが知られていました。そのたんぱく質の一つ、ＳＩＲ４に異常があると長寿になることがわかったのです【図9】。

テロメアは、染色体の端で高度に圧縮されたヘテロクロマチンと呼ばれる構造を取っています。ということは、ヘテロクロマチン構造と寿命の間に関係があるのではないかと疑われました。

レニーたちは、ＳＩＲ４の突然変異体を研究する過程で、酵母が老化すると、ＳＩＲ複合体がテロメアから離れてリボソームＤＮＡに移動する現象をみつけました。リボソームはたんぱく質を作る工場のようなもので、細胞質の中にあり、たんぱく質とＲＮＡの組み合わせでできています。染色体のＤＮＡにリボソームのＲＮＡを作るための配列があります。ややこしいですが、これをリボソームＤＮＡと呼びます。リボソームＤＮＡが老化に重要な働きをしていると示唆する論文を一九九五年、一九九七年に専門誌『セル』に発表したのです。

私はレニーのラボでのこの一連の研究に興味をもち、一九九六年の会議後、レニーに会いに行きました。それが先に述べたとおり、レニーの研究室を訪ねてポスドクになるきっかけでした。

私は、最初からＳＩＲ２にねらいをつけていました。重要な遺伝子は、様々な生物が共通にもっていますが、その配列は進化の過程で少しずつ変化しています。重要な遺伝子ほど配列があまり変化していない、「保存されている」ことが知られています。当時、私はデータベースで遺伝

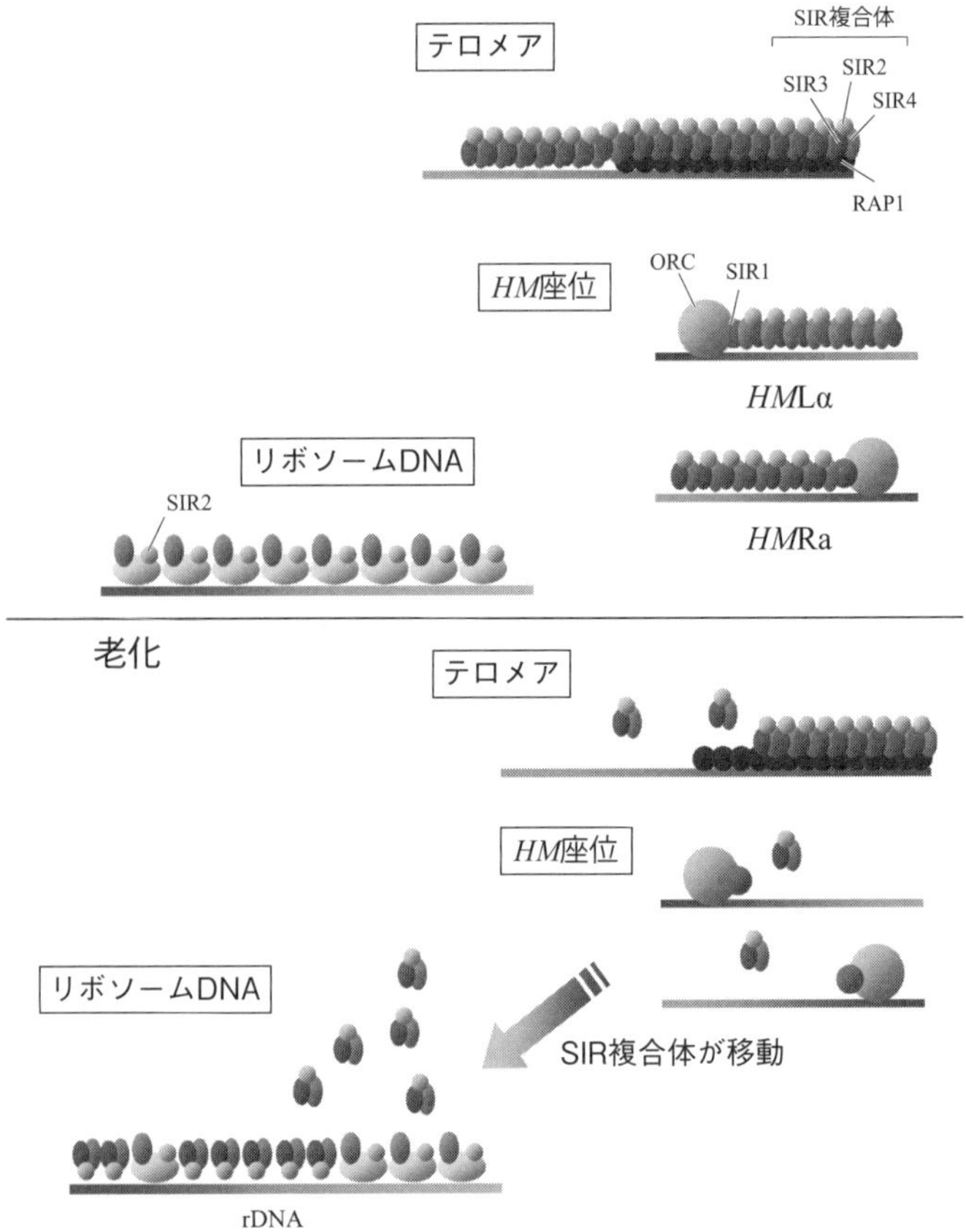

図9　SIR複合体の酵母での働き
SIR2、SIR3、SIR4からなるSIR 複合体は、通常は、染色体末端のテロメア領域と、酵母の接合型を決めるために重要なHM 座位に、数珠がつながるように連続して存在している。一方、SIR2だけは、リボソームDNA 領域に別の複合体に含まれる形で存在している。酵母が老化してくると、SIR 複合体は、テロメア領域、HM 座位からリボソームDNA 領域に移動するため、テロメアの近傍にある遺伝子やHM 座位の遺伝子が発現し、酵母は接合能力を失う。

子配列をいろいろ解析してみましたが、哺乳類にはＳＩＲ２に似ているたんぱく質が何種類もありました。ＳＩＲ２は保存されていたのですが、ＳＩＲ３とＳＩＲ４は、似た配列のものがない、つまり保存されていなかったのです。ＳＩＲ２の哺乳類版の遺伝子がどんな働きをもっているのかはその時点では誰も知りませんでしたが、おそらく老化・寿命の制御に重要だろうと考えました。そこでＳＩＲ２の研究、とくに哺乳類のＳＩＲ２について調べたいという計画書を作りました。

その頃、レニーの研究室のほとんどのメンバーは、ＳＩＲ４とＳＩＲ４に結合するＳＩＲ３の研究をしていました。複合体の一つであるＳＩＲ２はなぜか重要だと思われておらず、誰も興味を示していませんでした。ですから私がＳＩＲ２をやりたいと申し出たところ、レニーは二つ返事で了承してくれました。

レニーは放任主義で、アイデアをもっている人には、自由に研究をさせる方針でした。私のことも、「まあ熱心にいうから、とりあえず始めさせてみよう。好きにしてよい」と考えたのでしょう。本当に放っておかれました。実験している私のそばにきて「ハーイ」と声をかけるのは、一週間に一回くらい。それとなくはみていたのでしょうが、意識的に口を出さず、自由に進めてよいという姿勢でした。まわりの人もなぜ好き好んでＳＩＲ２を選んだのかなという目でみている程度でした。

レニーのラボは生物学の研究室としてはかなり大きく、メンバーは二十人くらいで、様々なバックグランドをもつ人が集まっていました。医師免許と医学博士号の両方（M.D./Ph.D.）をもつ人も私を含めて三人いました。酵母の遺伝学を専門にしてきた研究者もたくさんいました。私の一年くらい前に、ディビッド・シンクレアがオーストラリアからポスドクで来ていました。彼はハーバード大学の教授になり、老化研究の分野で世界的に知られています。彼は今でも非常に親しくしている友人です。ディビッド・シンクレアだけでなく、当時、レニーの研究室にいた大学院生やポスドクはほぼ全員、米国の有名な大学の教授になりました。

当時、レニーは研究費をふんだんに得ていたので、私はこれまでできなかったことができるようになると張り切りました。素晴らしい場所に来たと思いました。刺激的な仲間とともに、好きな実験を好きなだけやれるのですから。みんな老化研究がしたくて集まってきているので、朝から晩まで、いつも研究室のあちこちで熱い議論が交わされていました。実験結果をどう解釈するか、老化をどう考えるか、どの現象が老化の本質なのか……。成果もどんどん出て、論文が著名な専門誌に掲載されていきました。

のちにレニーはその頃の研究室の状況を「エレクティック」と表現していました。毎日毎日、電気が走るように刺激に満ちたことが何かしら起こるような場所だったということです。

SIR2

レニーに提出した計画書どおり、哺乳類のＳＩＲ２の研究を始めました。

ＳＩＲ２は酵母の遺伝学者の間ではよく知られた遺伝子です。そもそもＳＩＲは、一九七〇年代にみつかったたんぱく質です。その後、サイレント・インフォメーション・レギュレーターと命名され直し、それらの単語の頭文字をとってＳＩＲと呼ばれるようになりました。

サイレント・インフォメーション・レギュレーターと呼ばれるようになったのは、酵母の性の型を制御している性質から名づけられたものです。ふだんは出芽で増えている酵母ですが、胞子を作ることがあります。酵母にはａ細胞とα（アルファ）細胞という性に相当するものがあり、ａ細胞とα細胞が接合（メイト）して胞子、次世代を作ります。酵母の細胞はａとαの両方の遺伝子をもっていますが、同時に発現しないように、ＳＩＲによって抑えられています［図９参照］。ＳＩＲを壊すとａとαが同時に出て、ａ細胞にもα細胞にも接合できなくなってしまうことがわかっていました。

このようにＳＩＲは、染色体上の特定の場所にくっついて性の型を制御しています。先に述べたように、ほかに染色体を安定に保つのに重要な働きをするテロメアやリボソームＤＮＡにもくっついていることが知られていました。

しかし、当時こうしたことを知っているのは酵母の研究者に限られ、ほかの分野の人にとってＳＩＲはまったく無名のたんぱく質でした。

私は、ＳＩＲ２のアミノ酸配列の特徴を解析して、哺乳類の遺伝子の中で、最も酵母のＳＩＲ２

に近いものにねらいをつけました。その遺伝子を同定して、ＳＩＲ２αと名前をつけました。似たものがいくつかみつかり、αβγと順に名づけようとしましたが、後から考えるとこれは失敗でした。三つくらいならこれでよかったのですが、のちに哺乳類のＳＩＲ２にあたるものは１から7まであることがわかり、数字を使った命名に取って代わられたのです。

今はＳＩＲＴ１と呼ばれていますが、当時の私の命名はＳＩＲ２α。のちに述べるようにこれを、まずはマウスで同定しました。マウスのmをつけて、mＳＩＲ２αと呼んでいました。そのマウスの遺伝子を酵母の中に入れて同じ働きをするかどうかとか、試行錯誤しながら、哺乳類のＳＩＲ２αはいったい何をしているのか調べていました。一九九七年、九八年頃の話です。

3章　サーチュイン

始まりは地味な論文

一九九六年、細菌のビタミンB_{12}の合成の研究をしている米ウィスコンシン大学のジョージ・エスカランテ‐セメレーナ教授のグループが「地味」な論文を発表しました。これは、その後のサーチュインを中心とする老化研究にとってとても重要な論文になったのですが、発表された時にはその重要性がまったく知られませんでした。

細菌のビタミンB_{12}生合成にＣｏｂＴという酵素が重要な役割を果たすことが知られていましたが、彼らは、ＣｏｂＴが変異して働かなくなってもある程度はビタミンB_{12}が生合成できること、それはＣｏｂＴのかわりになるＣｏｂＢがあるからだということをみつけました。ＣｏｂＢがどのような働きをしているかも調べ、ビタミンB_{12}の前駆体にリン酸化リボースという化学構造をもつ物質をくっつける働きがあることを突き止めました。これだけなら、細菌のビタミン合成系、しかも主要ではない合成系の経路で働く酵素の話で終わっていたことでしょう。米微生物学会の専門誌に発表されたので、その分野で興味をもっている少数の人だけに読まれる論文だったと思われます。

しかし、この論文にはとても重要な意味をもつ報告が含まれていました。ＣｏｂＢのアミノ酸配列は、酵母のＳＩＲ２たんぱく質と似ているというのです。アミノ酸配列が似ているということは、働きも同じである可能性があります。ＣｏｂＢにそっくりなＳＩＲ２は、ひょっとすると、何らかの「酵素」ではないかと推定できるではありませんか。

酵素は、体の中で起こる化学反応の触媒となるたんぱく質です。ＳＩＲ２は、いったいどのような化学反応にかかわっているのでしょう。その化学反応は、老化プロセスにどのような役割を果たしているのでしょう。誰も知らない老化のメカニズムを解くカギが潜んでいるかもしれません。

いち早くこの論文に目をつけ、ＳＩＲ２が酵素である可能性に注目したグループが少なくとも二つありました。一つはＭＩＴの私たちで、もう一つは、ハーバード大学で独立したばかりの新進気鋭の研究者ダネシュ・モザッドたちでした。こののち、この二つのグループは熾烈な先陣争いに突入していくことになります。

実は、この論文の前にも、ひょっとしたらＳＩＲ２は酵素かもしれないと疑わせる報告がありました。その一つは昔の研究者が発表した論文で、酵母のＳＩＲ２の働きをなくすとヒストンというたんぱく質にアセチル基という物質がつく、「アセチル化」が起こるというのです。単純に考えると、ＳＩＲ２があればアセチル基がつかないような反応が起こる、つまりＳＩＲ２は「脱アセチル化酵素」ではないか、ということになります。しかし、その働きをみようとした人は、誰一人として成功していませんでした。

ヒストンは、核の中でＤＮＡが巻きついているたんぱく質です。細胞の核の中にＤＮＡがおさまることができるのは、ヒストンに巻きついたＤＮＡの構造がコンパクトに折りたたまれているからです。その構造が凝集しているところがヘテロクロマチンです。少しほどけたようになっているところをユークロマチンと呼ぶことは、三七ページで説明しました（図6参照）。

ヘテロクロマチン構造をとっている部分では、遺伝子の発現が抑えられ、ユークロマチンの部分で遺伝子が発現します。クロマチン構造がユークロマチンになったりヘテロクロマチンになったりするには、ヒストンにアセチル基がついたりはずれたりすることが重要な役割を果たします。

ＳＩＲ２がヒストンのアセチル化の状態に影響を与えることが、ヘテロクロマチン構造を作ることに関係するらしいことはわかりましたが、ＳＩＲ２の実際の役割が何かは長年の謎だったのです。

NAD

もう一つ、やはり目立たない論文が一九九九年六月に、ＢＢＲＣ（Biochemical and Biophysical Research Communications）という速報誌に掲載されました。米ピッツバーグ大学のロイ・フライ准教授が単独で書いた論文です。彼はこの論文で酵母のＳＩＲ２にあたる哺乳類のたんぱく質をサーチュイン（ＳＩＲＴ）と命名しました。

彼も九六年の細菌の論文を読んで実験を始めたに違いありません。フライの論文のとても重要な点は、サーチュインとＮＡＤ（ニコチンアミド・アデニン・ジヌクレオチド）の関係を指摘したことです。フライはサーチュインがＮＡＤを使う酵素かもしれないと報告しました。今も私の研究テーマの中心的な存在であるＮＡＤがここで登場したのです。

のちに詳しく述べますが、ＮＡＤは、呼吸など、細胞がエネルギーを作ったり使ったりするために欠かせない物質で、「補酵素」と呼ばれています。補酵素とは、酵素が働く時に必要とされる物質です。ＮＡＤは一九〇四年に発見され、以来、生命を支える重要な化学反応に果たす役割がつぎつぎと突き止められてきました。生化学の教科書を開けば、至るところにその名前が出てくるような、基本中の基本の物質です。この補酵素ＮＡＤを使って、ＳＩＲ２は、いったい何をしているのでしょうか。

この論文が発表された一九九九年、すでに私たちＭＩＴグループとダネシュたちハーバード大グループは、ＳＩＲ２の酵素としての働きについて調べ始めていました。ＮＡＤを使う酵素の働きとして、すぐに思いつくものに「ＡＤＰリボース化」がありました。ＮＡＤの構造の一部であるＡＤＰリボースを、たんぱく質を構成するアミノ酸に移す反応です。ＡＤＰリボース化は、細胞どうしの信号伝達や、傷ついたＤＮＡを修復する際などにとても重要な役割を果たす化学反応であることが知られていました［図10］。

ＮＡＤ、ＳＩＲ２とヒストンを一緒にすると何が起こるのかをみる実験を私は始めていました。おそらくダネシュたちも同じ実験をしていたと思います。私たちもダネシュたちも長年、酵母を扱ってきた研究室にいたので、ＳＩＲ２がかかわるたんぱく質はヒストンだと、すぐに目星がついていたのです。

その時に両方のグループが考えていた仮説は、ＳＩＲ２がＮＡＤを使ってヒストンにＡＤＰリボースをつけ、ヘテロクロマチン構造を変化させるというものでした。それまでＡＤＰリボース化がヘテロクロマチン構造や遺伝子発現の抑制に重要だという話は聞いたことがありませんでしたが、これはまったく新しい発見になるかもしれないと思って、どんどん実験を進めていました。

実は、ロイ・フライの論文でもＳＩＲ２が酵素としてＡＤＰリボース化をしている可能性が指摘されていました。とても重要な指摘をしたにもかかわらず、この論文は注目されませんでした。フライはＡＤＰリボース化する相手のたんぱく質として、血液の中にあるありふれたアルブミン

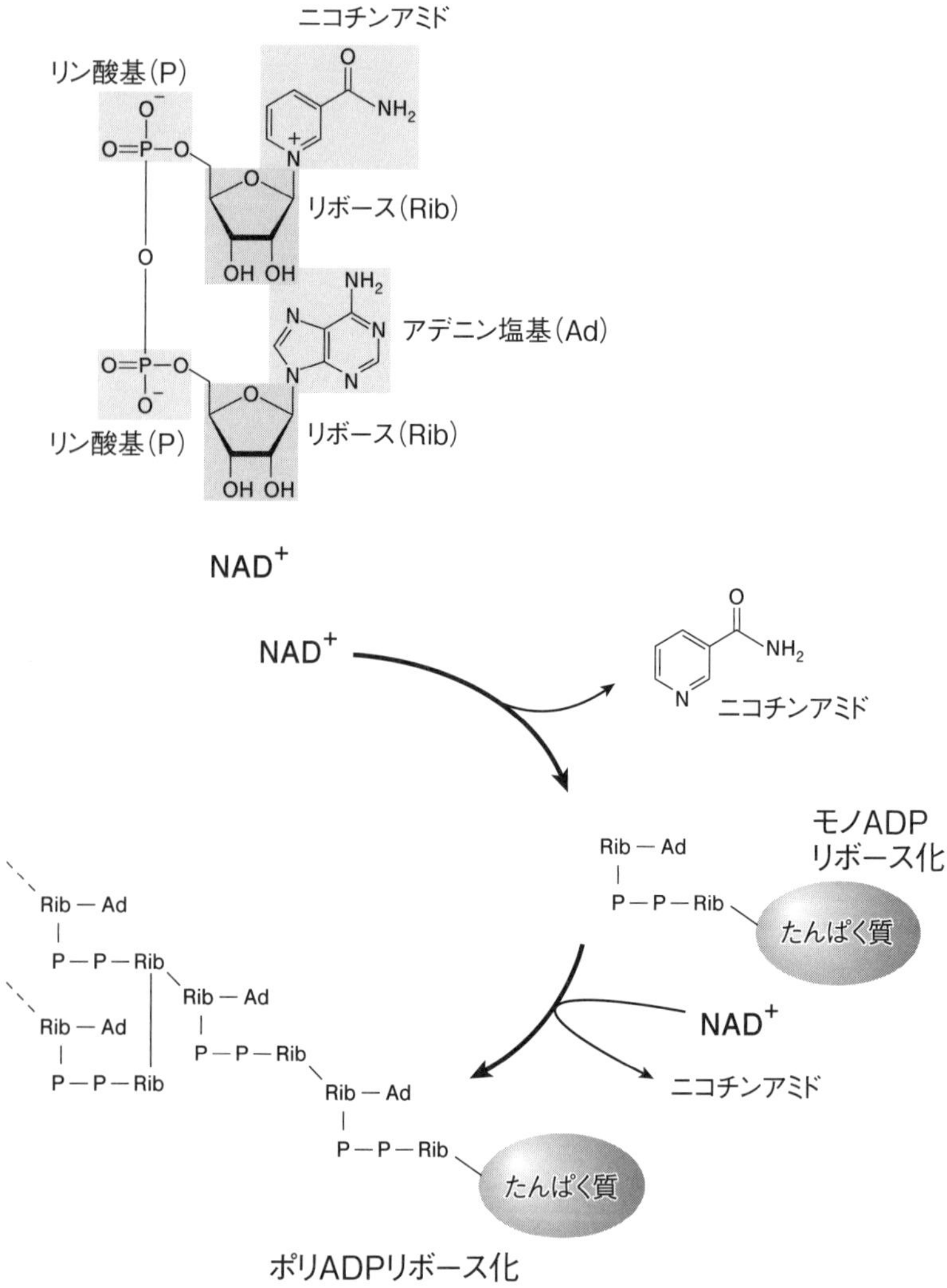

図10　NADの構造式
NADからニコチンアミドが分離し、ADPリボースが働きかける相手のたんぱく質に移動する。

たんぱく質を選んでしまったからです。これでは細胞の中でＳＩＲ２が果たす役割がわかりません。フライはその後、この分野の論文を書いておらず、彼がサーチュインの命名者だということすら、すっかり忘れ去られてしまいました。サーチュインという名前だけが残りました。

私たちもダネシュたちのグループも、ＮＡＤのＡＤＰリボース部分に放射能の標識をつけ、それがＮＡＤからヒストンに移るところを突き止めようとしていました。

こうした結果が出始めると、俄然、レニーの態度が変わりました。実験を始めた頃は一週間に一回、声がかかるだけでしたが、毎日、朝と晩、近づいてきて進捗状況をきいてきます。嬉しくもあり、面倒くさくもある、という感じでした。

一九九九年の夏の終わり頃から、ダネシュのグループがまったく同じ実験をやっていると、情報がだんだん伝わってくるようになりました。お互いに競争相手がいるとわかったのです。それは研究者にとって大きな試練となります。ＳＩＲ２の研究で、重大な発見が目前にあるとわかっていて、ハーバード大グループとの競争に勝たないといけないのです。そのプレッシャーは並大抵のものではありません。

まさにオリンピックの長距離走者がゴール目前でデッドヒートを繰り広げているような状況で、極度の緊張を強いられます。論文は競争相手より早く発表することが肝心です。誰が何といおうと、きれいごとではすまされない、科学の世界の厳然たる現実です。二番手ではだめです。負けられません。朝から晩まで実験するしかありません。夕食の時間にいったん家に帰り、再び九時頃、研究室に戻り、午前一時の終電で帰りました。そんなことをするアメリカ人はほとんどいませんが、レニーの研究室には一人、二人いました。一人は、のちにペンシルベニア大学教授になるベンチメイトのブラッド・ジョンソンでした。毎日真夜中まで、いろいろな話をしながら実験に没頭したことを懐かしく思い出します。

ある週末、妻と一緒に買い物に出た時のことです。その頃は、常に頭の中で次の実験はこうしてああしてと手順を考えていたので、こんなところで買い物なんかしている場合じゃないという気持ちがふくらんできました。しかし、せっかく妻と一緒に出てきたのだからリラックスして楽しまなくてはという思いもあり、感情がせめぎあって、どうしていいかわからなくなって、いたたまれなくなってしまいました。こんな感情は生まれて初めてのことでした。結局、買い物をやめて研究室に戻りました。それくらい緊張感が高まって、通常とは違う精神状態になっていました。

結局、レニーがダネシュと連絡を取り、専門誌『セル』に同時に論文を出そうと話し合いました。専門誌にとっても同じテーマの論文が二本あれば話題性が高まり、雑誌編集者に歓迎されるので、こうした話し合いになることはときどきあります。

残った疑問

とりあえず、結果をまとめようということになりました。しかし、その時に実は、解決できない大きな疑問が残っていたのです。

ＳＩＲ２にはテロメアのヘテロクロマチン構造にくっつく働きがあります。これをテロメアサイレンシングといいます。私たちが発表しようとしているのは、ＳＩＲ２は、ＮＡＤを使ってたんぱく質をＡＤＰリボース化する酵素だということです。普通に考えると、ＳＩＲ２に突然変異を入れてアミノ酸を一つ変えて、ＡＤＰリボース化ができないようにすると、テロメアサイレンシングもできなくなるはずです。ところが、ＡＤＰリボース化ができないのに、テロメアサイレンシングはちゃんとできるものがあるのです。もしＡＤＰリボース化の酵素活性が重要なら、矛盾する現象です。これが頭痛のタネでした。

レニーは「この食い違いが問題だ、気にくわない」といいました。この問題を解かないと、はっきりしたことがわかりません。私もレニーの考えに同意しました。しかし、競争に負けるわけにはいきません。その不一致は残ったままですが、とにかく手持ちデータで論文を出しましょうと主張しました。私は酵母だけでなく、哺乳類の細胞を使った実験もしていたので、酵母だけ使っているダネシュたちよりデータが多いはずです。九九年九月、とりあえず論文を送りました。

論文を送ったあとも実験は続けていました。データの食い違いの原因を探らなければなりませんから。ＡＤＰリボース化は、ＡＤＰリボースの部分に放射能標識を入れたＮＡＤを使い、その放射能標識がヒストンに移ることを、その放射能を検出する形でみていました。ところが、これはかなり弱い反応でぼやっとしかみえません。ＡＤＰリボースがＮＡＤからヒストンに移動しているかをさらに確認するために、実験を改良しました。

まずヒストン丸ごとのたんぱく質でなく、ヒストンの働きに重要な部分だけ使うことにしました。たんぱく質全体ではなく、その一部のペプチドを使うのです。ヒストンの特定部分にアセチル基がくっついていることがヒストンの働きに重要だということもわかっていたので、アセチル基がついたペプチドを使うことにしました。ねらいはあたり、アセチル化されたペプチドを使うと、放射能標識されたＡＤＰリボースがＮＡＤからペプチドに移る率がぐんと上がりました。ペプチドのアセチル基をＳＩＲ２が認識して、ＮＡＤからＡＤＰリボースを移しているのだろうと考えました。

私はその時、競争にさらされ急いでいたので、普通の研究者はまずやらない非常識な方法を取りました。ありったけのＮＡＤを入れ、ＮＡＤの量を通常の実験の一〇〇倍にしました。それによって、直接ＡＤＰリボースの存在を質量分析器で検出しようとしたのです。放射能標識を使ってＡＤＰリボースの移動をみるのは非常に弱い反応なので、ＮＡＤの量を増やしてＡＤＰリボースの量も増やせば、質量分析器でもっとはっきりと検出できると考えたからです。

レニーは大笑い

ヒストンのペプチドにADPリボースが移っているかどうかは、質量の違いでも確認することができます。ヒストンペプチドの質量が、ADPリボースがついた質量になっているか、精密に質量を測定できる質量分析器で測定しました。質量分析器はほかの研究室も共同で使う装置なので、試料を渡すと専任の技官が分析し、試料に含まれる複数の成分の質量が読み取れるグラフを出してくれます。

一九九九年十月十五日、質量分析器がある部屋に行き、特別に週末に解析してもらうように頼み込みました。週末はお休みですが、せっぱつまっていたので無理に頼み込みました。百倍量のNAD、大量のヒストンのペプチド、酵母のSIR2たんぱく質を反応させたものを解析してもらいました。

十八日の月曜日、その結果を見に行きました。普段は一人で行きますが、早く結果を知りたくてうずうずしていたレニーも一緒でした。

質量分析機の前で技官と解析結果をみました。ただのペプチドに比べて、ADPリボースがついているなら、質量が五四二増えたピークがみえるはずです。祈るような気持ちでしたが、質量が五四二増えたピークはありませんでした。あれ、ADPリボース化は起こっていないのか……。

ところが、想定されるペプチドの質量からきっかり四二少ないところにピークが出ていたのです。「-42」と手書きで入れました【図11】。しかもそのピークはNADを入れてない対照サンプルにはありません。

その解析データを見た瞬間にレニーがゲラゲラ大笑いし始めました。「こいつはすごい！」。四二という数字をみて笑ったのは、それがぴったりアセチル基の質量に相当するからでした。レニーも私も、この数字をみたとたんに何が起こったか、すぐにピンと来たのです。質量がそれだけ小さくなっているということは、ペプチドからアセチル基が失われたということです。丸ごとのたんぱく質ではなく、アセチル化されたペプチドを使ったから、アセチル基が失われたことを示す明確なピークをみることができたのです。十月十八日の日付を書き込んだチャートのプリントアウトは今も手元に残っています。

SIR2が、脱アセチル化酵素であることを示す明瞭な実験結果でした。しかもNADを必要とする脱アセチル化酵素！　そんな酵素は後にも先にも例がありません。それまで誰もみたことがない酵素です。

しかしそのことがわかった瞬間、私は急に不安になりました。もし間違いだったら、どうしよう。科学者生命を危機にさらすようなことになりかねません。信じられる結果なのか。あまりに突拍子もない結果でした。

「ちょっと待ってください。もう一回、確証をとるために実験をやらせてください」とレニーに

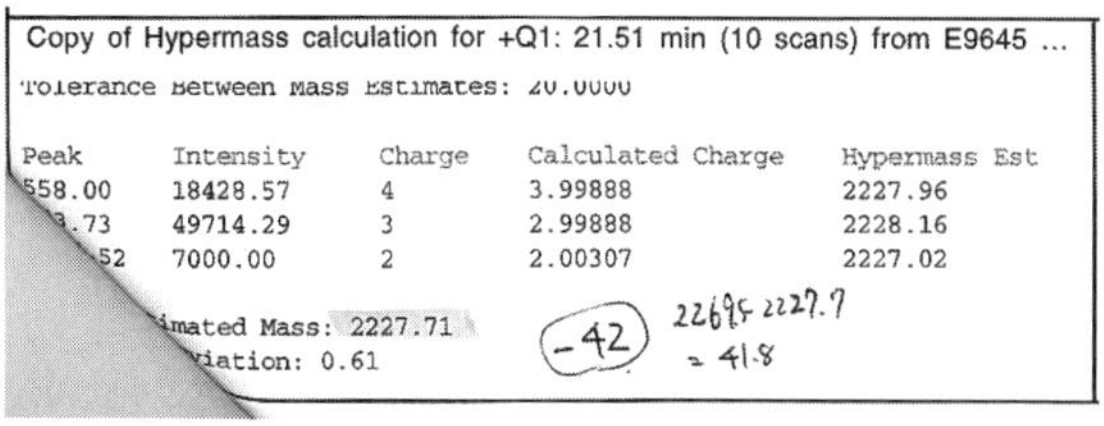

Copy of Hypermass calculation for +Q1: 21.51 min (10 scans) from E9645 ...

Tolerance Between Mass Estimates: 20.0000

Peak	Intensity	Charge	Calculated Charge	Hypermass Est
558.00	18428.57	4	3.99888	2227.96
.73	49714.29	3	2.99888	2228.16
.52	7000.00	2	2.00307	2227.02

imated Mass: 2227.71

viation: 0.61

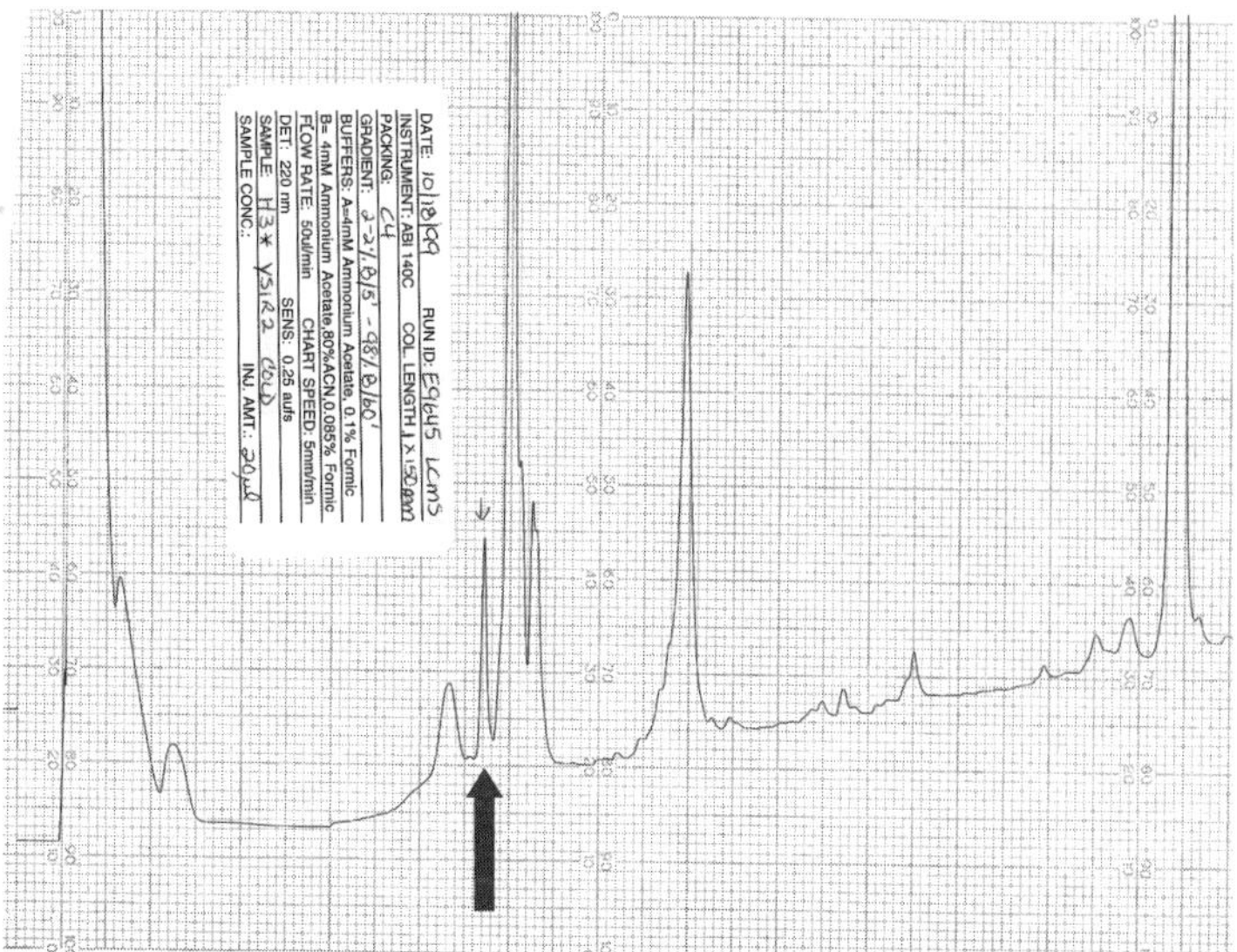

図11　上：質量分析の結果から減った分の質量を手書きで計算した結果。－42と書かれれている。下：矢印が脱アセチル化を受けたペプチドのピーク。このグラフには10／18／99の日付の入ったラベルが貼られているのがみえる。これが世界で最初のSIR2による脱アセチル化を示す結果となった。

頼み、すぐさま再実験に取りかかりました。はたして、まったく同じ結果が確認できました。ＳＩＲ２が、ＮＡＤを使って脱アセチル化する酵素であることが確実になった瞬間でした。その時に初めて、実験ノートに「これはすごい結果だ」と書き込みました。

そして、この発見が食い違いの謎を解くことになったのです。ＳＩＲ２はＡＤＰリボース化酵素ではなく、脱アセチル化酵素だとすると、酵素の活性とテロメアサイレンシングの働きがぴたりと一致しました。これなら本物の働きです。

そうこうするうちに、『セル』誌からの査読結果が戻ってきて、私の論文は拒絶（リジェクト）されたことがわかりました。データの食い違いがあるとか、哺乳類のデータがよくわからないとか、様々な指摘がありました。ダネシュのほうは論文が通って、十二月の終わり頃に発表されることになっていました。

私とレニーは論文がリジェクトされて大喜びしました。論文がリジェクトされて喜ぶ、そんなことは最初で最後でしょう。でも、ＳＩＲ２の役割がＡＤＰリボース化であるとすることは間違いだ、とはっきりわかっていましたから。

私が使ったのは、四カ所がアセチル化されているペプチドでした。脱アセチル化が起こったのは、そのうち一カ所だけでした。この特定の箇所こそ、ヘテロクロマチン構造を作るためにヒストンが脱アセチル化されなければならないと知られている箇所だったのです。ＮＡＤを使うＳＩＲ２の働きでヒストンが脱アセチル化され、それがヘテロクロマチン構造を変化させることに重要なのだ、ということを疑いもなく示す証拠となりました。

すぐに論文をまとめて英科学誌『ネイチャー』に送りました。投稿の際には二本の論文に分けて送り、三人の査読者がつきました。二人からまっとうな指摘が来たので、応じて改訂しました。三人目の査読者は、「信じない。そんなことがあるはずがない」といってきました。

この時に、それまで誰もみたことのない、その時点での常識で考えられないような結果だと、それがどれほど論理的に正しく示されていようと信じない人がいることを身をもって学びました。科学者といえども、まったく知らないことを突きつけられると拒否反応を起こします。理屈で納得できないのではありません。論文のデータは論理的な証拠を示しているのですが、ただ、信じられないのです。

クリスマス休暇もなく、突貫作業で査読者から指摘された追加の実験をして、一九九九年十二月三十日に改訂した論文を送りました。私と一緒に米国にいても可哀想なので、妻には一人で日本に帰って正月を過ごしてもらいました。大晦日と元日、私はボストンで死んだように眠っていました。

『ネイチャー』編集部から論文を圧縮して一本にまとめるように指示され、残念ですが従いました。こうしてMITでの私の初仕事は二〇〇〇年二月十七日の『ネイチャー』に発表されました。

一足先に、ダネシュの論文は『セル』で華々しく発表されていましたが、究極の逆転劇です。ダネシュは、もう少しのところで真の結果にたどりつけなかったわけですが、緻密ですぐれており、良心をもった真の科学者として尊敬しています。こういう人とは、競争しても、あとで仲良くなることができます。実際、私は彼と親しくなり、のちに独立のために仕事を探す時には推薦状を書いてもらいました。

論文はＳＩＲ２の新しい酵素の働きをみつけたことを強調しましたが、このＳＩＲ２の働きが酵母の寿命の制御に必須であることも示しました。まったく新しい酵素活性が老化と寿命の制御に必須だと証明した、科学史上最初の例となったのです。

そして、ＳＩＲ２は酵母だけでなく、哺乳類でも同じ活性をもっています。酵母から哺乳類まで保存されている重要な酵素の働き。その酵素の働きが老化・寿命にかかわることを初めて示した論文ですから、発表後は注目されました。いまだに論文は引用され続けており、三千回を超えています。

大きな山を越え、これでひと息、と思ったのはつかの間でした。大発見のあとはすぐに激烈な競争になることを経験しました。それまでにない酵素活性がみつかったので、生化学者が、詳細に解析し始めました。酵母で老化の研究をしていた人たちや、高等生物の研究者たちもＳＩＲ２に注目し、研究の裾野が広がりました。

多くの研究室で、複雑な酵素の活性メカニズム研究が始まりました。ＡＤＰリボースはどうなったのかと思われるかもしれませんが、これは中間体であることもわかりました。脱アセチル化が起こる前に、ＮＡＤからニコチンアミドとＡＤＰリボースを切り離し、切り離されたＡＤＰリボースは反応複合体として一時的にヒストンにくっつくのだとわかりました。最終的には、脱アセチル化が起こる時にＡＤＰリボースは取り除かれます。

ＮＡＤの長い研究史

この発見で、私にとってニコチンアミド・アデニン・ジヌクレオチド（ＮＡＤ）がとても重要な物質になりました。研究を始めた当初、これほど深くかかわることになるとはまったく思っていませんでした。ＮＡＤは、生化学の教科書に出てくるほど古くからの研究対象だと認識していたからです。

教科書では、食事によって得た栄養素を呼吸によって取り入れた酸素で酸化し、エネルギーを得る時に使われる「補酵素」がＮＡＤだと習います。細胞の中でエネルギーのやり取りは、アデノシン三リン酸（ＡＴＰ）という物質を介してなされますが、ＡＴＰを作るために、たくさんの化学反応が段階的に進行していきます。そのステップでＮＡＤを利用する脱水素酵素が働くのです。ＮＡＤはすべての生物がエネルギーを得るために必要とする物質で、ＡＴＰと同じか、ひょっとするともっと重要かもしれません。

ＮＡＤの研究には、とても長い歴史があります。

最初にＮＡＤの存在を発見したのは、英国のサー・アーサー・ハーデン。一九〇四年のことです。酵母の抽出液の中に、糖を発酵させる能力をもつ物質が含まれていることをみつけました。その構造を決めたのは、ドイツのハンス・フォン・オイラー＝ケルピン。炭水化物のアルコール発酵を研究し、補酵素という概念も作りました。オイラー＝ケルピンは、一九二九年にハーデンとともにノーベル化学賞を受賞していますが、受賞後の一九三一年にＮＡＤの存在と構造をみつけました。

ＮＡＤの役割を明らかにしたのは、ドイツのオットー・ワールブルクです。物質から水素を取る「脱水素酵素」に興味をもって調べ、取った水素をくっつける相手が「補酵素」で、その一部は、ニコチンアミドであることもみつけました。さらにニコチンアミドを含む補酵素を純化して、これがＮＡＤであることを突き止めました。当時はＮＡＤという名ではなく、ピリジン・ジヌクレオチドとワールブルクは呼んでいましたが。ＮＡＤが物質から水素を取ったりくっつけたりする「酸化還元反応」に重要な役割を果たすことをみつけたのです。

ワールブルクは、生涯にわたって膨大な研究成果を成し遂げました。業績の一つがノーベル医学生理学賞を受賞した「ワールブルク効果」の発見です。がん細胞が正常細胞とは異なる代謝経路を使って生存に必要なエネルギーを得ている現象を解明しました。

そして、後述するニコチンアミド・モノヌクレオチド（ＮＭＮ）からＮＡＤが合成されることをみつけたのは、米国のアーサー・コーンバーグです。アーサー・コーンバーグはＤＮＡの合成に関する研究で一九五九年にノーベル医学生理学賞を受賞しています。

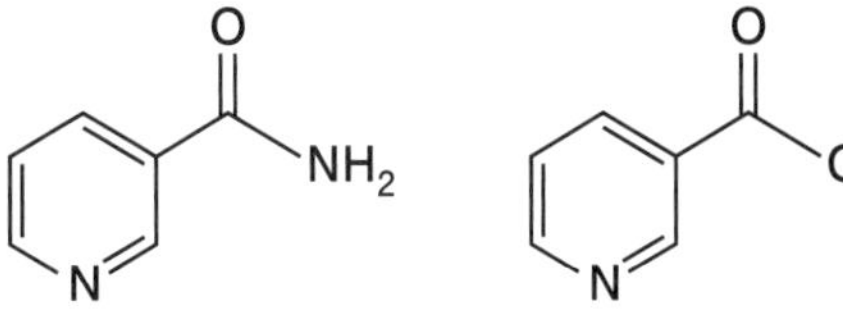

ニコチンアミド　　ニコチン酸

図12　NAD合成の出発物質、ニコチンアミド、ニコチン酸の構造式

このように初期のNAD研究で重要な業績を上げた人は、全員ノーベル賞学者です。

NADが体内で合成される時に、主な出発物質となるのは、ニコチンアミドとニコチン酸です。これらは総称してビタミンB_3とも呼ばれています［図12］。

このニコチンアミド、ニコチン酸の発見は、病気の研究にかかわっています。一九世紀後半から二〇世紀前半にかけて、欧州と米大陸で死亡要因第一の病気はペラグラでした。原因がわからない死病として恐れられていました。この病気を治す物質（アンチ・ペラグラファクター）という形で、まずニコチン酸、次にニコチンアミドが米ウィスコンシン大学のコンラッド・エルヴェージェムによって発見されました。その後ワールブルクがみつけたニコチンアミドが、アンチ・ペラグラファクターとして認識されました。それらから体内でNADが合成されることがわかってきました。

時代によって研究手法や研究者の関心の方向は変わります。一九五〇年代、まだ遺伝子を扱う技術はなく、生化学が花盛りでした。生化学が強かったドイツ、加えてイタリアもNADの生化学の歴史で重要な役割を果たしました。今でもドイツとイタリアはその流れを維持しており、ＮＡＤ関連研究分野で高名な生化学者が多数、活躍しています。現在、日本でＮＡＤの研究をしている人は多くありません。かつては、日本もＮＡＤ研究の一大中心地でしたが、時代とともにほかの研究分野に移ってしまったのです。

日本はＮＡＤ研究のメッカだった

日本では、一九六〇～七〇年代、京都大学の早石修教授らがＮＡＤ合成の研究を始め、つぎつぎと成果を発表、京都大学は世界のＮＡＤ研究のメッカとなりました。早石教授は、京都大学の教授になる前はＮＩＨ（米国立保健研究所）のアーサー・コーンバーグのもとで研究していました。

早石教授のもと、のちに神戸大学の学長になる西塚泰美（やすとみ）助教授が、トリプトファンからＮＡＤを合成する生合成系をみつけています。ＮＡＤには、ビタミンB_3から合成される以外に、トリプトファンから合成される系もあるのです。

二〇一八年にノーベル医学生理学賞を受賞した本庶佑（ほんじょたすく）京都大学特別教授も早石研究室の大学院生として、ＮＡＤ関連の研究をしました。当時、ジフテリア菌の毒素がなぜ強毒なのかはよくわかっていなかったのですが、毒素は酵素として働き、ＮＡＤのＡＤＰリボース部分を使って、たんぱく質合成を阻害していることをみつけました。

ワールブルクが最初にＮＡＤの役割を発見して以来、ＮＡＤは、糖や脂肪酸を代謝する反応において酵素とともに働き、酸化還元反応をになうことが知られていましたが、別の働きもあることが次第に理解されてきたのです。

一九六三年に、フランスのグループがＮＡＤを使ってほかのたんぱく質を修飾する酵素があるらしいと報告しています。筆頭著者は、のちに核内受容体の発見で有名になるピエール・シャンボンで、当時は、若手研究者としてストラスブール大学のポール・マンデール教授の研究室に所属していました。

この論文では、今話題になっているＮＭＮが、細胞内で重要な働きをする酵素反応に使われているらしいと紹介されています。のちに、この論文のとおりではなかったということがわかりますが、概念的には核心をついた論文です。また、この研究は後述する細胞の重要な酵素反応である「ポリＡＤＰリボース化」の発見につながります。

一九六六年に米オクラホマ州立大学のゴールソンは、ＮＡＤはその利用の回転が非常に速く、細胞の中でたくさん使われているという論文を英科学誌『ネイチャー』に発表しました。ＮＡＤがこれだけたくさん使われているからには、未知の機能があるはずだとゴールソンは指摘しました。ＮＡＤが酸化還元反応に重要な働きをすることはわかっていましたが、それだけではなく、まだ知られていない反応に使われているのだろうと考えたのです。

その一つが、一九六四年頃にみつかった「ポリADPリボース化」という現象です。たんぱく質にNADのADPリボース部分を繰り返しつけて長い鎖状にする反応です。この反応は、ポリADPリボースポリメラーゼという酵素によって進み、主にDNAの修復に重要な役割を果たしています【図10参照】。

知られざる働き

今でも私たちは一九五〇～六〇年代の論文を参照することがあります。そこには多くの重要な問題がいくつも指摘されていることを知って驚きます。残念なことに、それらは一九七〇～八〇年代に一度忘れ去られたのです。一九八〇年代に入り、長年、謎のままになっていたNADの知られざる重要な働きの解明が始まりました。

一九八九年、細胞からカルシウムを放出する時にNADの代謝産物が重要な役割をしていることを、当時、米ミネソタ大学にいたホンチョン・リー教授がみつけました。この代謝産物の構造を解析すると、ADPリボースが環状になっていることがわかり、「サイクリックADPリボース」と名づけました。

ホンチョン・リーはサイクリックADPリボースを棘皮(きょくひ)動物のウニの卵を使った実験でみつけましたが、一九九〇年代に入り、哺乳類でも、NADからサイクリックADPリボースを作る時に必要な酵素「ＡＤＰリボシルサイクラーゼ」がみつかりました。サイクリックＡＤＰリボースの働きは哺乳類を含む生物でも重要だったのです［図13］。

こうした成果は、ＮＡＤにはまだ知られていない機能、まだ知られていない物質を作る働きがありそうだと注目を集めるきっかけになりました。

二〇〇〇年、私がＭＩＴでＳＩＲ２の働きを発見した時の背景には、こうした研究の歴史がありました。ＮＡＤを使う酵素反応には、ＡＤＰリボース化、ポリＡＤＰリボース化があると突き止められ、さらにサイクリックＡＤＰリボース産生、そして私たちが突き止めた酵母のＳＩＲ２、哺乳類ではサーチュインと呼ばれますが、これらの酵素による脱アセチル化があるとわかりました。サーチュインは、ＮＡＤを使ってほかのたんぱく質の上についているアセチル基という目印を取り除くような反応を起こします。生命に重要な働きをもつ物質ＮＡＤを使い、たくさんあるほかのたんぱく質の働きを制御するのです［図14］。それは、ＡＴＰ（アデノシン三リン酸）を使って様々なたんぱく質をリン酸化して調節するリン酸化酵素のように、とても重要な働きです。

ＮＡＤの研究は、細胞の中で起こる化学反応を理解しようと、一九〇四年から延々と続いてきました。そして、一九六〇年代から指摘されていながら、ずっと謎だったＮＡＤの重要な働きを、私たちが解きました。私たちは、老化の制御という文脈でＮＡＤが果たす重要な役割をみつけたのです。老化という生命にとって根元的な現象に、一つの酵素サーチュインが重要な役割を果たしていることがわかりました。酵素にはたくさん種類があり、つかさどる化学反応も複雑多岐に

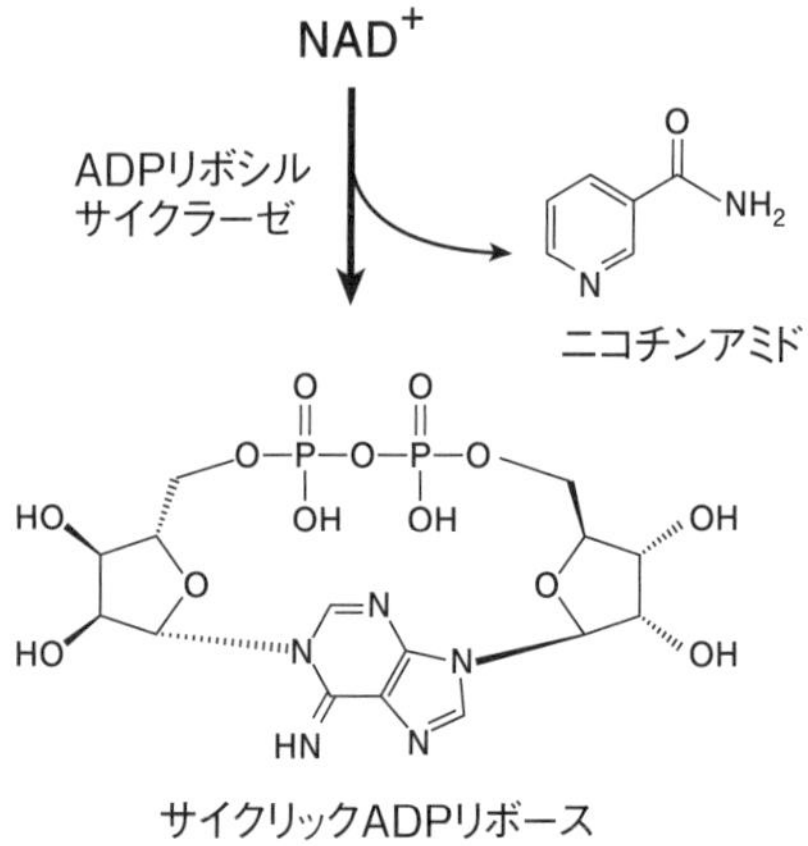

図13　ADP リボシルサイクラーゼの反応

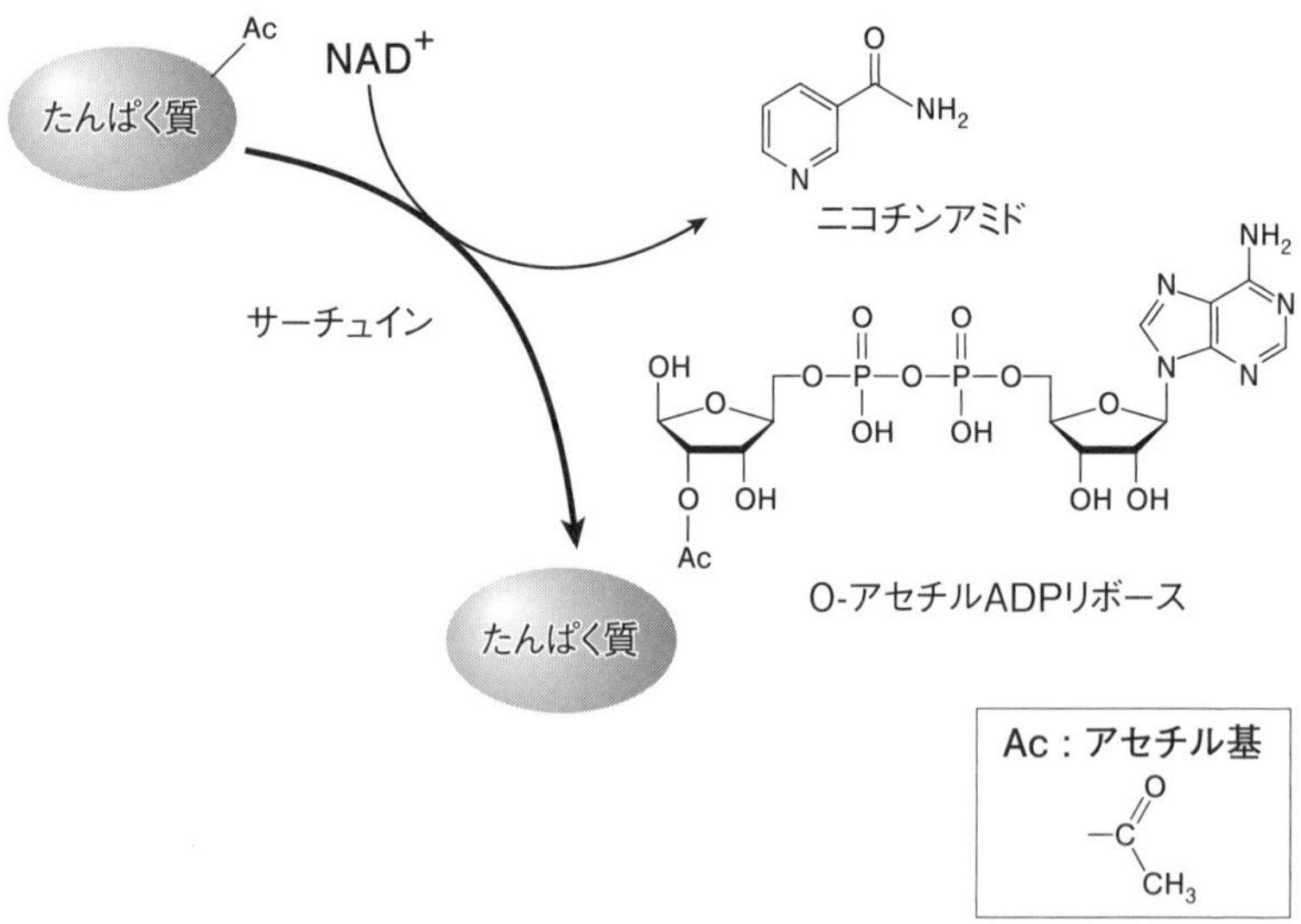

図14　サーチュインの反応

わたりますが、それまで老化の制御にかかわる酵素は知られていなかったのです。しかも、その酵素反応にはＮＡＤが必要でした。細胞の中の生命現象に重要だとされていた物質ＮＡＤを、個体の中で起こる老化という現象に、酵素を通じて結びつけることができたのです。

サーチュインの働きの発見は、老化研究という文脈を超えて、生化学の研究の流れの中でも重要な意味をもっていました。細胞がエネルギーを取り出す時に使う酵素の補酵素として必要なＮＡＤが、まったく知られていない化学反応に必要な物質として登場したのですから。そんなものがあるとは誰も思っていませんでした。私たちの発見は、老化研究分野だけでなく、ＮＡＤそのものの研究が発展する契機にもなりました。

こうして振り返ると、細胞、あるいは生物が生命現象を営む上で欠かせない物質がＮＡＤであり、ＮＡＤを利用する酵素が、生物が生まれてから死ぬまでの歴史、生物が一生を終えていく時のステップに重要だということは、理にかなったことだと感じます。ＮＡＤを使う酵素が、老化や寿命の制御にかかわっているということに深い意味があり、まだ私たちが気づいていない巧妙な生命の仕組みが隠されているのではないでしょうか。

コラム　酵素

自分の体の中で起こっていることを意識することはありません。体の中には無数の分子があり、それらによって体に必要な物質が合成されたり、分解されてエネルギーを得たりする化学反応が起こっています。そうした過程を「代謝」と呼びます。代謝を効率的に進める働きをするのが「酵素」です。化学の授業で、化学反応を効率的に進めるものを「触媒」と呼ぶと習った人もいるでしょう。生物の体の中で、触媒の働きをするのが酵素です。多くの酵素はたんぱく質でできています。

最初に酵素がみつかったのは一九世紀。当時、生物を構成する物質を詳しく調べようとする化学が盛んでした。一八三三年、大麦の芽から取り出した「ジアスターゼ（アミラーゼ）」が最初にみつかった酵素で、でんぷんを分解します。一八三六年には胃液からたんぱく質を分解する酵素「ペプシン」がみつかっています。

当時はルイ・パスツールが主張した「生命がないところに発酵現象はない」という説が受け入れられていたので、酵素が生命から切り離されて化学反応を起こすということは大発見でした。ちなみに「発酵」は酸素がない条件下での代謝です。パスツールは、ぶどうの絞り汁の発

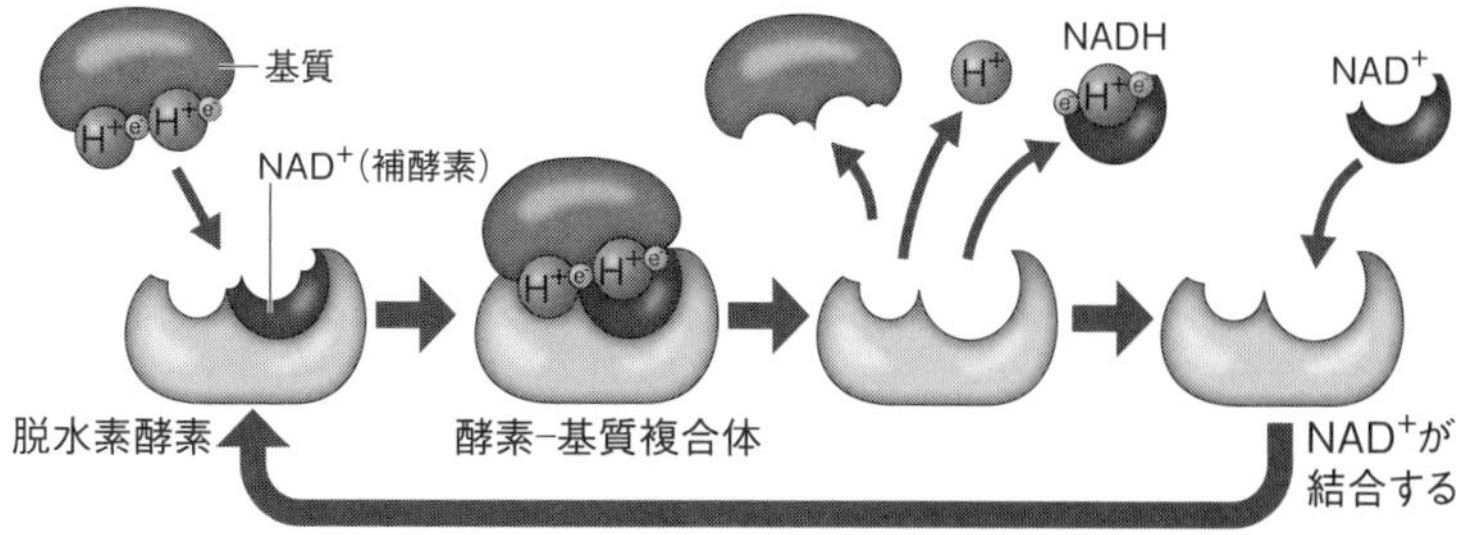

図15　酵素の反応
脱水素酵素に結合している補酵素 NAD が基質から水素を外す働きの模式図。基質と酵素が結びつき、基質から2個の水素原子（H）が外され、NAD^+ は1個の水素イオン（H^+）と2個の電子（e^-）を受け取り、NADH となる。残りの H^+ は、溶液中に放出される。

酵でワインができるのは、生きている微生物の無酸素状態での生命活動によると見抜いていました。

酵素を取り出すことができたとはいえ、生物から取り出して時間をおいたり、高温にしたりすると、その働きがなくなってしまうので、本当に生物がかかわっていない反応なのかどうかは論争がありました。

生物の体の中で起こっている複雑な反応を試験管の中で再現することも困難でした。一八九七年、酵母の発酵を研究していたドイツのブフナーが、完全にすりつぶした「生きていない」酵母の絞り汁にショ糖を加えると泡が出て、発酵が始まることをみつけました。細胞がなくても化学反応が起こることがわかり、発酵は化学反応であることを証明したのです。以来、発酵にかかわる酵素がつぎつぎと発見されました。

二〇世紀に入って、尿素を分解してアンモニアと二酸化炭素にする酵素「ウレアーゼ」の結晶化に成功しました。これは補酵素を含まないたんぱく質でできた酵素で、この酵素が活性をもつことから、たんぱく質による化学反応の存在がようやくはっきり確認されました。

様々な化学反応をつかさどる酵素がたくさんみつかるようになったのは、一九五〇～六〇年代、生化学が発展した時代です。

酵素は代謝以外の反応にもかかわっています。たとえば、ＤＮＡを切る酵素があります。これは「ゲノム編集」で使われています。「ゲノム編集」で簡単に遺伝子操作ができるようになったと聞いたことがあるかもしれませんが、遺伝子を切っているのは、酵素です。

酵素はたんぱく質でできています。たんぱく質は立体的で、凹凸があり、決まった物質だけくぼみに取り込んで、そこで化学反応を起こします。「鍵」と「鍵穴」のようなものとたとえられます。そのくぼみをほかの物質でふさいでしまえば、反応が起こらなくなりますので、この性質を利用した薬が多数あります。

たとえば、高脂血症で、コレステロール値を下げるためにリピトールを飲んでいる人がいるでしょう。それは、体内で、コレステロールを合成する酵素の一つを抑える薬です。

代謝の話に戻ると、食べ物に含まれる糖を分解してエネルギーを得るためには、何段階もの化学反応があり、ステップごとに違う酵素が使われています。最終的にアデノシン三リン酸（ＡＴＰ）を作り出します。ＡＴＰは、体内のエネルギー通貨と呼ばれています。ＡＴＰの形でエネルギーを蓄え、エネルギーが必要な時に分解されます。体の中ではATPとして蓄えられたエネルギーを使って様々な化学反応がたえず起こっています。生物が生きていく上で欠かせない重要な物質です。

4章 独立

ジョブサーチ

一九九七年に米国に渡り、ヘテロクロマチン・アイランド仮説からSIR2があやしいと目星をつけて研究を始め、まったく予測していなかったNAD依存性脱アセチル化酵素の働きをみつけました。これが老化と寿命制御に重要なこともわかりました。二〇〇〇年に論文を発表してポスドクとしては十分な業績だと考え、独立することを考え始めました。

日本に帰るつもりはありませんでした。一生帰らないと決めて渡米したわけではありませんが、当分は戻らないつもりで、渡米一年目から永住権（グリーンカード）の取得手続きを始めて、手にしていました。

二〇〇〇年五月には日本へ一度戻って、各所で今回の発見について講演をし、その後、夏にゴードンリサーチカンファレンスに出ました。ゴードンリサーチカンファレンスは、著名な研究者が一堂に集まり、重要な成果を発表して徹底的に議論する国際会議です。

この会議ではつい夢中になって、講演ごとに矢継ぎ早に質問していました。その姿をみたレニーから「レイドバック」といわれました。それは、「ゆったり鷹揚（おうよう）に構えなさい、そうめったやたらに質問するものではない」という意味でした。この時以来、レニーは、私に会うと「レイドバックでやっているか」と聞くようになりました。

私は、人に食ってかかる性格だとみられていたようです。ある日、レニーの研究室に日本人の女性研究者がポスドクになるために面接に来ましたが、彼女がとても静かな性格であることが話題になりました。そこで私が「日本人は主張しない。そういう傾向がある」と説明したところ、「それなら、おまえはジャパニーズのミュータント（突然変異）だ」といわれてしまいました。私は典型的な日本人ではなく、積極的に議論を挑むタイプ、と見抜かれていたようです。

その年の秋から職探し（ジョブサーチ）を始めて、二十くらいの大学や研究所に応募しました。同じ頃、レニーの研究室では五人のポスドクがジョブサーチをしていました。そのうち三人は私と同じM.D./Ph.D.です。ところが、私以外は面接に呼ばれるのに、私はなかなか呼ばれません。一カ所からしか返事がこなかったので、少し焦り、さらに応募することにしました。その一つがミズーリ州セントルイスのワシントン大学で、書類審査を経て面接に呼んでもらいました。

面接といっても、セミナー形式で、自分の研究成果や今後の計画をプレゼンテーションします。教授陣からたくさんの質問が出て、それに対してどう答えるかも厳しく評価されました。

父との別れ

私がジョブサーチに忙しくしている頃、父の主治医から電話があり、父が印環細胞がんというまれな胃がんになったことを聞かされました。治療法がなく、抗がん剤を検討しているが、どうなるかわからないということでした。

急遽(きゅうきょ)、帰国しました。父にとって抗がん剤は根本的な治療にならず、延命治療のようなものでしたが、私が米国で独立を果たすのを見届けたいという気持ちで闘病していました。

そんな父を残して米国に戻ると、どこで職を得られるかも決まっておらず、将来がわからない状態から何としても抜け出さなければという思いが募りました。

落ち着かない日々を過ごしていたある日、ワシントン大学のジェフリー・ゴードン教授から研究室に電話がかかってきました。「満場一致であなたを迎えると決めたので、もう一度、来てほしい」といわれました。私は電話口で泣き崩れました。これで父にいい知らせができると思いました。

私はワシントン大学に赴き、二次インタビューで契約内容など詳細を詰めました。これで独立を果たすことが決まりました。二〇〇一年六月の終わりにボストンからセントルイスのワシントン大学に移り、家も買って、セントルイスでの新しい生活を始めました。

父は抗がん剤で、がんの増殖をある程度は抑え、退院できるところまできました。調子がいいというので、九月にセントルイスに来て、真新しい自分のラボをみてもらうことにしました。渡米にあたり、副作用を抑えるために抗がん剤を中止する必要がありました。

医師と連絡を取り、いろいろ手筈を整えて待っていた九月十一日、同時多発テロが起こり、ニューヨークではワールドトレードセンタービルが崩壊しました。米国に発着するすべての航空機は運航を取りやめました。変わり果てたニューヨークの街の映像を流すニュースをみて、もう父の渡米は無理だろうと思いましたが、しばらくして航空機の運航が再開しました。

そして、父が、母とともにセントルイスにやってきました。車いすに乗って、新しい家やできたばかりの研究室をみてもらいました。

父は非常に喜んでくれました。それが最後でした。抗がん剤を中止したため、再びがん細胞が勢いを増して、食い止めることができなくなり、十一月七日に他界しました。父は覚悟の上だったのだと思います。空港で最後にみた父の笑顔は、忘れることができません。

同時多発テロにより米国は大きく変わったといわれます。私にとってこの年は、個人的にも忘れられない年になりました。

どの臓器が重要なのか

独立して何を研究するのか。これは研究者にとって、非常に重要な問題です。

私の研究室の主要なテーマは哺乳類の老化・寿命のメカニズムを明らかにして、抗老化方法論に応用することです。老化・寿命はどのように制御されているのか。具体的には三つの解くべき謎があります。

一つは、そもそも体の中に老化・寿命を制御する中心的な臓器や組織があるのかどうか。今世紀の初め頃から、線虫やハエの研究では中心組織があるらしいという報告がなされるようになってきました。これらの生物では、インスリン様のホルモンを出す特別な神経細胞が寿命を左右する役割を果たすことがわかってきています。哺乳類の場合は、神経細胞とインスリンを分泌する膵臓(すいぞう)のベータ細胞とは分かれていますが、ハエでは神経細胞でその働きが一緒になっています。哺乳類でもコントロールセンターと呼べるような中心的な臓器があるのでしょうか。

二つめは、もしコントロールセンターがあるとして、その組織あるいは臓器は他の臓器とどのように連絡を取って老化のプロセスを制御し、最終的に寿命を決めるに至っているのでしょうか。

三つめは、老化・寿命の制御で中心的な役割を果たすシグナル伝達系や制御をするたんぱく質とはどのようなもので、どう働くのでしょうか。

これらの謎を解き明かすために、マウスを使い、生物学のあらゆる手法を使って現在も総力戦で挑んでいます。

大きな謎から研究を起こし、最終的には、プロダクティブ・エイジングの達成という目標をめざしています。単に寿命を延ばすことが目的なのでなく、歳を取った時に、個人が楽しく生活し社会に貢献するためにも、健康を保ちプロダクティブ（生産的）になる、そういう老化です。日本には「ピンピンコロリ」というよい言葉があります。英語に翻訳できない言葉です。プロダクティブ・エイジングというのは、つまりピンコロ人生を実現できるようにすることです。

膵臓の細胞に挑む

第一の疑問を解くためにどこから手をつけたらいいでしょう。哺乳類の臓器すべてを調べるわけにはいきません。

それまでに発表されていた他の研究室の論文も含め、手持ちの情報を組み合わせ、じっくり論理的に考えて計画を立てました。ハエや線虫でのインスリン様ホルモンが重要ということから、目をつけた臓器がいくつかあります。その一つが膵臓のベータ細胞です。これは血液中の糖を組織に取り込む働きをするホルモン「インスリン」を分泌します。それから、もちろん脳にも注目しました。そこで、まずベータ細胞から調べてみることにしました。当然のことながらＳＩＲ２にこだわります。酵母では、ＳＩＲ２のＮＡＤ依存性脱アセチル化酵素の働きが老化や寿命において重要な役割を果たすとわかっているわけですから、ＳＩＲ２の哺乳類版であるサーチュイン（ＳＩＲＴ）、その中でもＳＩＲＴ１の働きを調べることに決めました。

ワシントン大学に移ってすぐ、マウスのベータ細胞でＳＩＲＴ１がどう働いているかを探るプロジェクトを始めました。私はそれまで膵臓のベータ細胞をみたこともさわったこともありませんでした。しかし、そこに重要なことがあると思ったら、未知の領域に挑戦しようと思いました。サイエンスは挑戦です。チャレンジがすべて。新しい発想で新しい仮説を立てて、検証していくのです。ほかの人がやっていることを少しひねったくらいで、新しいことは出てくるものではありません。

幸い、ワシントン大学は、歴史的にも代謝研究が盛んで、ベータ細胞の研究で著名な教授が二人いました。一人は、医学部長のケン・ポロンスキー。私が赴任した時にはすでに功成り名を遂げた大御所教授でしたが、駆け出しのアシスタント・プロフェッサー（助教授）だった私に親切に教えてくれました。彼のもとにベータ細胞の扱いがうまい技官がいました。もう一人のベータ細胞の権威、アラン・パームット教授も助けてくれました。彼のもとに日本人のポスドクがいて、いろいろ教わりました。

マウスのベータ細胞を培養するために、ＭＩＮ６と呼ばれる樹立された細胞株をもらって使いました。細胞が増えるのは遅いし、注意を怠ると性質が変わってしまいます。糖（グルコース）

に反応してインスリンを分泌する性質を維持するのは難しいのです。そこでマウスから直接ベータ細胞を含むランゲルハンス島を取り出す技術も学び始めました。取り出した細胞だけでなく、マウス個体を使った実験も始めました。

私が二〇〇〇年二月、『ネイチャー』において酵母のSIR2が寿命制御に重要なことを示したあと、SIR2と寿命とのかかわりは、線虫でもハエでも証明されていきました。酵母、ハエ、線虫で、SIR2の量を増やすと、老化が遅れて寿命が延びる方向に行くことが突き止められていました。

そこで私は哺乳類のサーチュイン（SIRT1、私の最初の命名ではSIR2α）が、体の中で何をしているのかを突き止めるために、まずベータ細胞にねらいを定め、SIRT1の量が通常の二～三倍になるトランスジェニックマウスを作りました。β cell-specific SIRT1-overexpressing miceで、略してBESTOマウスと呼んでいます。

ベータ細胞は、血糖値が上がるとそれに反応してインスリンを分泌します。インスリンは、肝臓や筋肉などいろいろな臓器で糖の取り込みを促して血糖値を下げるホルモンです。面白いことに、BESTOマウスには、糖を与えて血糖値が高くなると、普通のマウスに比べてたくさんインスリンを分泌して、血糖値をよりすばやく下げる能力があることがわかってきました。普段からインスリンを分泌しっぱなしにしているわけではありません。糖が来た時にだけ、すばやく反応するのです。糖を組織に取り込み、血糖値を下げる能力を耐糖能といいますが、BESTOマ

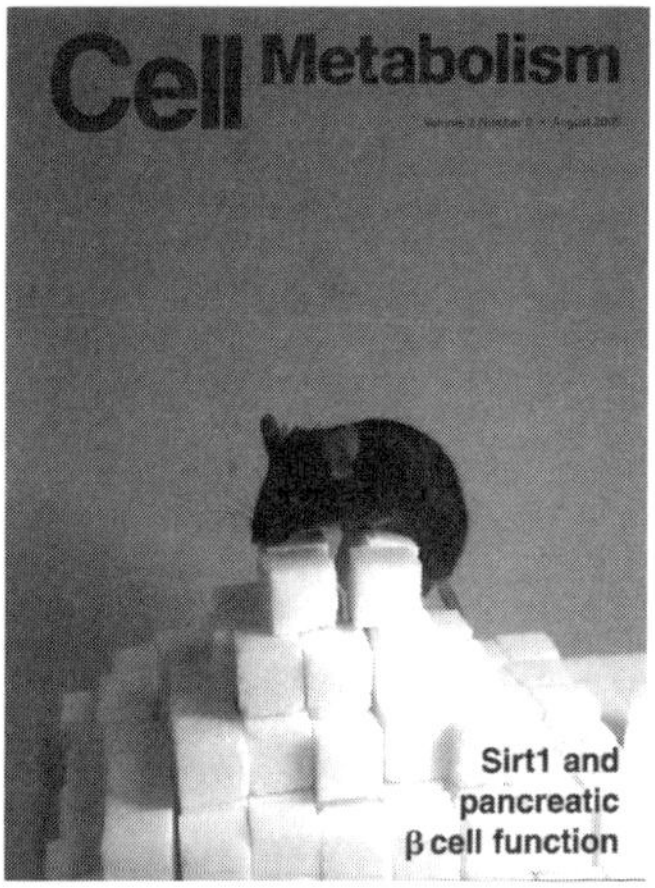

図16　BESTOマウス。論文が掲載された『セルメタボリズム』の表紙を飾った。

ウスは、耐糖能が高まっている状態になっていました。

　あまり知られていないことですが、実はこれは、カロリー制限をかけたマウスに似ています。カロリー制限をかけたマウスはインスリンが低く保たれているとよくいわれますが、それは一面しかみていない言い方です。カロリー制限をしていると、インスリンはあまり必要ないので、低いレベルでいいのです。しかし、カロリー制限をしているマウスに糖を与えると、普通のマウスより多くインスリンを分泌します。普段は低いのですが、糖の刺激が入ると、ぱっとインスリンを分泌して即座に血糖値を下げることができます。ＢＥＳＴＯマウスは、それとそっくりなマウスになっているとわかりました。

　この実験で、糖の刺激に対してインスリン分泌を高める働きに、哺乳類のサーチュイン（ＳＩＲＴ１）が重要な役割を果たすことを示しました。哺乳類のサーチュインの生理学的な役割を初めて解析した結果でした。二〇〇五年、これらの成果を『セルメタボリズム』に発表しましたが、実は、論文より前にすべての結果を研究費の申請書に書いて出していました［図16］。

この研究費申請についてはたいへん苦い思い出があります。

破産寸前

独立して研究室の主宰者（プリンシパル・インベスティゲーター　Principal Investigator; ＰＩ）になると、最初は、雇用した大学が「スタートアップ」と呼ばれる研究費を用意してくれます。今は日本円で一億円以上は普通ですが、当時、私に支給されたのは五千万円くらいでした。若手研究者は、すぐに研究費が獲得できるかどうか心配ですから、たいていはスタートアップを三年くらいかけて使い、若干は残すようにします。その間に政府機関などから研究費を獲得するための申請書を書きます。

私の方針は、「カネで時間を買う」でした。研究はのんきにやっていいものではなく、時間は大切です。効率よく実験ができるようになる材料があるなら、買ってよいといっていました。しかし、マウスの実験はカネがかかります。膵臓の細胞の培養もカネがかかります。私は結果がどうなるかわからないプロジェクトにスタートアップ資金を注ぎ込み、二年で使い果たしそうになっていました。

折しも、ＮＩＨ（米国立保健研究所）の研究予算は、クリントン大統領時代には増えていたのですが、ブッシュ大統領になって少なくなり、困っている研究者が大勢いました。私のいるデパートメント（部門）も例外ではありませんでした。大学は研究費に困っている教授に援助してくれますが、長く貢献した教授から順に手厚く遇します。走り出したばかりのアシスタント・プロフェッサーは、いちばん後回しです。

このままいくと破産という状況に追い込まれました。そうなれば大学を去ることになります。ワシントン大学を出ていくことになったらどこかに職はあるか、と人に聞いていました。どうなるかわからないのは私だけではありません。ポスドクであれば研究競争は自分ひとりの心配ですみましたが、研究室の五人の生活が私の肩にかかっていました。二〇〇二年に技官が二人、さらにＭＩＴ、ハーバード大学、ウィスコンシン大学から非常に優秀な大学院生が集まってきていたからです。全員が路頭に迷ってしまうかもしれない局面で、研究室の雰囲気も悪くなります。

そんな状態で、二〇〇三年十月、ＮＩＨに研究費の申請を始めました。いくつかあるＮＩＨの研究費の枠のうち、最も一般的なＲＯ１と呼ばれる枠組みに応募しました。起死回生のチャンス、それまでに得ていたすべてのデータを入れて申請書を出しました。翌年二月に結果がわかるのですが、それまでの四カ月間は夜も眠れず、毎日、神経性胃炎でお腹が痛かった。何しろぎりぎりのがけっぷちに立っている状態で、落ちたら後はないのです。のるかそるかの勝負という気持ちでした。

二〇〇四年二月、私の申請書は審査で最高得点をマークしました。たいていの場合、申請書の内容の補強などが求められ、再申請するようにいわれるのですが、一発で通ったのです。もしそれが通っていなかったら、私の研究人生は終わっていたかもしれません。膨大なデータを詰め込んだ申請書で救われました。まさに地獄から天国でした。

今もハイリスクハイリターンで、危ない橋を渡っていますが、この時の教訓でプランB、プランCを準備するようになりました。当時はその余裕がありませんでした。今でも思い出すと胃が痛くなります。

当初の予測と違う時はチャンス

ＮＩＨの研究費が獲得できて、ようやく研究室は安定走行に入り、二〇〇五年に注目される論文を発表することができました。論文は反響を呼び、私は糖尿病やベータ細胞の研究者とみなされるようになりましたが、本来は老化と寿命を理解するためにベータ細胞に目をつけていたのです。

さて、カロリー制限は、酵母をはじめ、いろいろな生物種で老化を遅らせ寿命を延ばす効果がありますが、その際、ＳＩＲ２が重要な役割を果たすといわれていました。私は哺乳類でもＳＩＲＴ１を過剰に働かせると、カロリー制限をかけたのとそっくりな状況になることをトランスジェニックマウスで実証しました。では、このマウスを老化させたらどうなるか、寿命はどうなるのかということに大きな興味がありました。

ハーバード大学出身の大学院生ケイト・モニハンがＢＥＳＴＯマウスを詳しく解析していました。若いＢＥＳＴＯマウスは、糖に反応して、インスリンをたくさん即座に分泌できるので、老化したらどうなるか、期待がかかっていました［図17］。

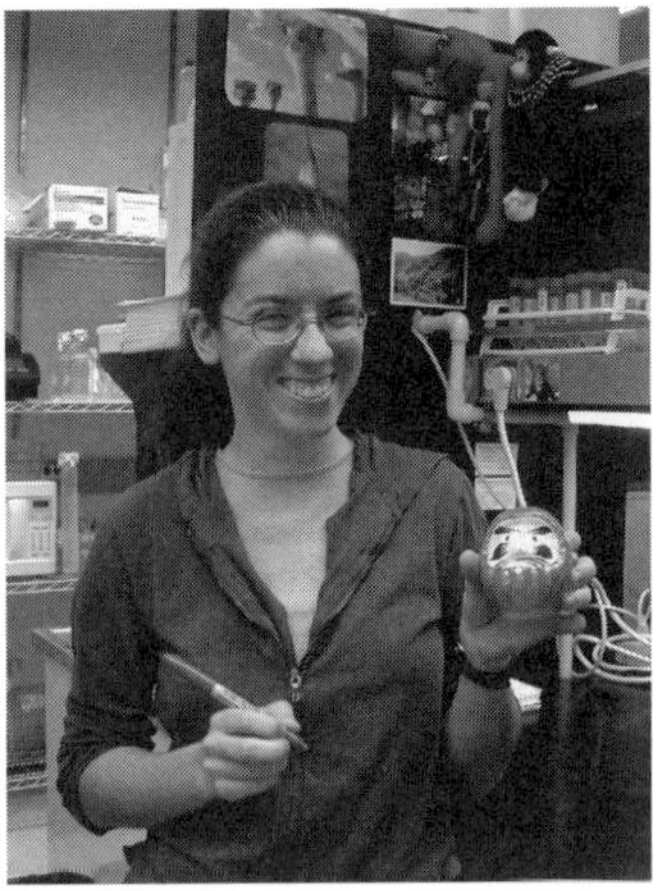

図17　ケイト・モニハン
ワシントン大学のラボで。ケイトの論文が掲載されたときに、日本で買ったダルマのもう一つの目を入れたところ。

しかし、一筋縄ではいきませんでした。ＢＥＳＴＯマウスは、歳を取るとインスリンをぱっと分泌する能力が消えて、ごく普通のマウスになってしまうのです。二〇カ月のマウスですから、人でいうと六十代くらいです。意外でした。これでは老化の実験の役に立たないので、これ以上飼育して観察しても意味がないことになります。

実験を進めていくと、当初の予想とまったく違う結果が出ることはしばしばあります。とても困りますが、これは次の突破口になるチャンスでもあります。誰も予測していなかった発見につながる可能性がありますので、どんなに苦しくても挑んでいかなくてはなりません。

なぜ歳を取ったＢＥＳＴＯマウスは、性質が変わってしまったのでしょう。もしかすると、何らかの原因でＳＩＲＴ１が過剰に出ることがなくなってしまったのではないかと疑い、調べてみましたが、ちゃんと出ていました。SIRT1が出ているにもかかわらず、その働きがみえなくなるのはいったいどうしたことでしょうか。ひょっとすると、NADの合成量が落ちているのではないか、とひらめきました。SIRT1があってもNADが足りなければ働くことができないのではないか、というわけです。

NAD合成が落ちるということは、その元になる物質が減っている可能性があります。NAD合成の仕組みについては、5章で詳しく述べますが、哺乳類は、ニコチンアミドからいったんNMNを作り、それからNADを作るのが主要な合成経路であることがわかっていました。そこで、血液中のNMNを調べてみると、老齢マウスでやはり少なくなっていることがわかりました。すると、NMNを供給してNAD合成を増やせば元に戻るのではないのかという考えが浮かびます。実験してみると、驚くことにたしかに元に戻ったのです。ただし性差があり、メスのマウスは戻り、オスは戻りませんでした。さらに比較するために普通のマウスにNMNを与えてみました。すると、歳を取っていても、インスリンの分泌がよくなることがわかりました。

二〇〇八年に『エイジングセル』という老化研究の専門誌に論文を発表しました。歳を取るとNAD合成が落ち、SIRT1の働きも落ちてしまう。それによって体の機能、少なくともベータ細胞のインスリン分泌機能は落ちるという報告です。それが老化による機能低下をNMNで回復できることを世界で初めて示す論文だったのです。

脳に挑戦

老化寿命の制御で中心的な臓器や組織はあるのか、という問いから始めた膵臓のベータ細胞の研究でしたが、ベータ細胞は老化のコントロールセンターではありませんでした。どこからか指令が出て、NAD合成が落ち、サーチュインが機能できなくなってしまいます。

そこで次は脳へ挑戦することにしました。

二〇〇六年、私の研究室に日本人の初のポスドクがやってきました。在外日本人研究者は、最初から日本人ポスドクを受け入れることが多いですが、私はポスドクが独立する時に、成果としてもっていってもらえるようなプロジェクトが用意できなければと考え、最初は技官と大学院生だけで研究室を運営していました。五年経ち、ようやくポスドクを雇用してもいい状況になったと思えました。

ポスドク第一号の佐藤亜希子さんは、富山大学の和漢医薬学総合研究所で漢方と老化の研究をしていました。漢方は、成分を複合させることで効果を発揮するため、一つの成分を突き詰めていくだけでは効能がわからなくなってしまうことが多いのです。佐藤さんは、老化のメカニズムを基礎からしっかり理解したい、何が何でもやりたいと強い意志をもって留学してきました。「脳が重要だと思うので、脳の研究を始めたい」と脳にこだわり、十年間私の研究室で働きました。ポスドクからスタッフになり、二〇一七年に独立、帰国して、国立長寿医療研究センターで自分の研究室を立ち上げました［図18］。

佐藤さんが来た時、すでに脳でＳＩＲＴ１をたくさん発現させたトランスジェニックマウスは誕生していました。Brain-specific SIRT1 overexpressing mice ですから、略してＢＲＡＳＴＯマウスと呼んでいました。トランスジェニックマウスを作ること自体はさほど難しくありませんが、老化過程や寿命の解析をする実験を行うとなるとたいへんです。統計的に有意差を出すためには、オス、メス、対照群のオス、メスそれぞれ三〇〜四〇匹、合わせると一六〇匹は必要です。しかもマウスの老化や寿命を観察するために三年以上飼育するのです。維持するだけでも莫大な費用がかかることを考えると、取り組もうとする研究室はそう多くありません。私たちも、ＢＲＡＳＴＯマウスをどう解析していくか、まだはっきりとは決めていませんでした。

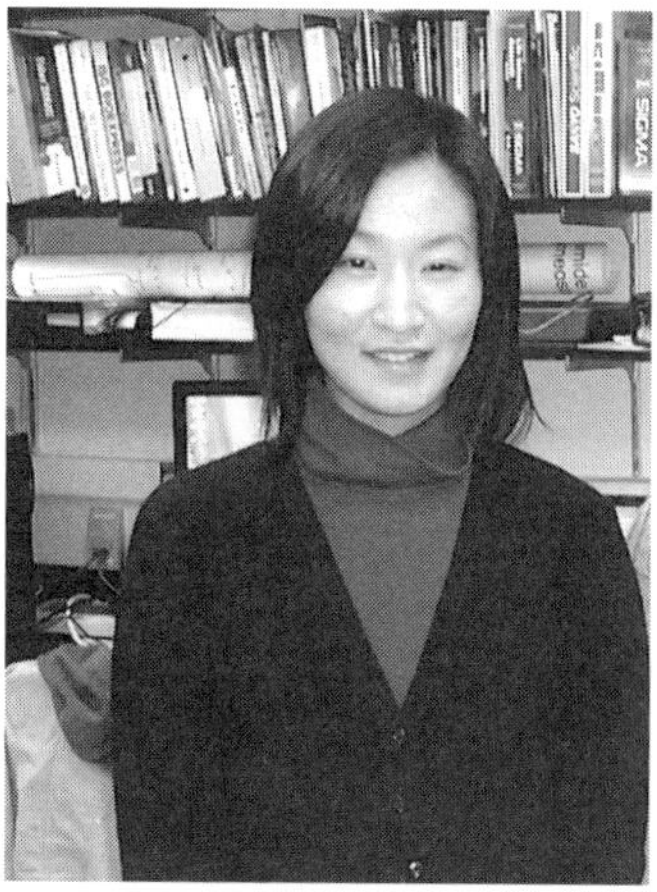

図18　佐藤亜希子さん
2006年に最初のポスドクとしてラボに入ってきた頃。

ＢＲＡＳＴＯマウスは、普通に生まれ、外見も同じで、何の変哲もありません。これで実験がうまくいくかどうか不安がありました。とりあえず、ＢＲＡＳＴＯマウスで絶食をかけたらどうなるか調べていきました。先に述べたとおり、酵母や様々な生物、線虫、ハエ、マウスなどで、カロリー制限をすると老化が遅れ寿命が延びることは知られていました。この実験では、佐藤さんの細かな観察力が突破口となりました。

佐藤さんは鋭い観察力をもっていて、あることに気づきました。BRASTOマウスを四八時間、絶食させて変化をみた時のことです。二日間も絶食するので、普通のマウスはケージの端に固まってじっとしていますが、BRASTOマウスは活発に動いているようにみえるというのです。えさをやりに行って横からみてみると、たしかにちょこちょこと動いている。遺伝子操作で表れる特徴を表現型（フェノタイプ）といいますが、絶食後の活発な行動がBRASTOマウスの表現型ではないかと考えたのです。

さらに、ビデオ録画して詳しく解析してみました。たしかに、BRASTOマウスはよく動いていました。伸び上がってキョロキョロするような動きもします。普通のマウスがケージの片隅に固まりうずくまってもそもそしているのと対照的です。動きを数えて、統計的にも有意だとわかりました。

これはとても重要な発見だと思いました。野生の状態では、二日間、もし食べるものがなく、じっと座ってえさが採れなければ死んでしまいます。何としても動いてえさを探さなければなりません。SIRT1は生物が生き残るのに重要な働きを強めるようなことを脳で行なっているのではないかと考えられました。

カロリー制限をすると体温が下がります。しかしBRASTOマウスでは、絶食しても体温の

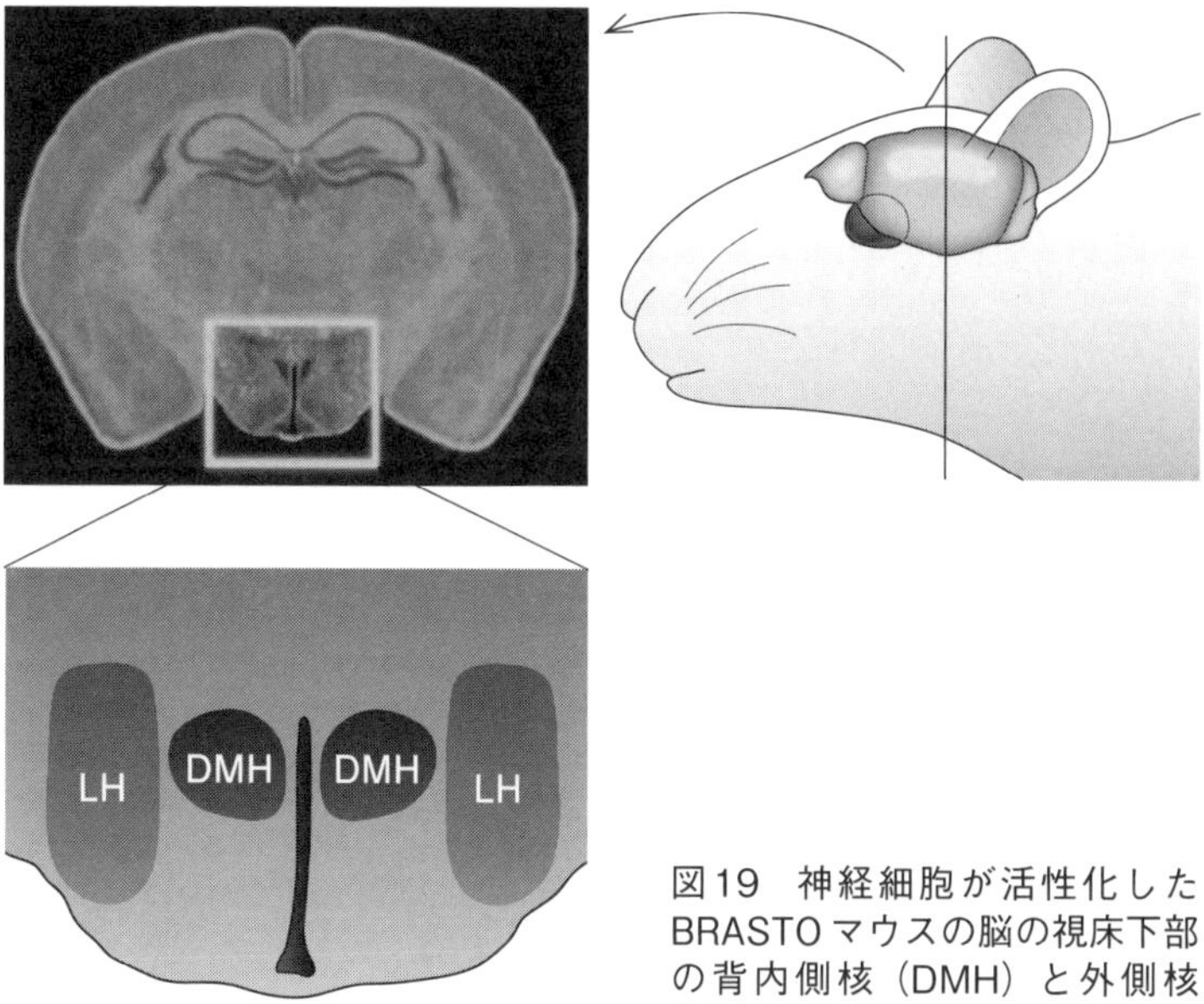

図19　神経細胞が活性化したBRASTOマウスの脳の視床下部の背内側核（DMH）と外側核（LH）

下がり方が普通のマウスより小さいこともわかりました。

ＢＲＡＳＴＯマウスでは、脳の特定の部分が活性化されているのではないかと推測できました。どの部位が活性化しているのでしょう。調べたところ、視床下部の特定部位が活性化していました。視床下部は、睡眠、摂食行動、体温の調節、ホルモンの分泌など生物が生き延びるのに重要な機能を調節している領域です［図19］。

視床下部の中はさらに細かな領域に分かれていますが、ＢＲＡＳＴＯマウスで活性化されているのは背内側核（ＤＭＨ）と外側核（ＬＨ）と呼ばれる二つの領域であることもわかりました。ＬＨは睡眠や覚醒に重要な役割を果たし、ＤＭＨは神経細胞のネットワークの中継点のような役割を果たすとされています。神経細胞はおたがいにつながって、ネットワークとして働いています。ある神経細胞が活性化し、次々と別の神経細胞を活性化させ、最終的に行動や体内の状態を変化させるネットワークです。このネットワークにＳＩＲＴ１がかかわり、カロリー制限下の行動や体温維持をコントロールしていることが示されたのです。

結果は二〇一〇年に『ジャーナル・オブ・ニューロサイエンス』という神経生物学の専門誌に発表しました。

老化が遅れて、寿命が延びた！

脳でもサーチュイン（ＳＩＲＴ１）が重要な役割を果たしていることがわかったので、寿命をみるための実験を始めました。老化や寿命がどうなるかを調べるには、三年がかりのたいへんな実験になりますが、佐藤さんはそれを成し遂げました。

膵臓のベータ細胞でＳＩＲＴ１を過剰発現させたＢＥＳＴＯマウスの表現型は途中で消えてしまいました。ＢＲＡＳＴＯマウスではどうなるのか。佐藤さんとドキドキしながら結果を待ちました。その結果、寿命が延びることがわかったのです。メスは中間寿命が約一六％、オスは約九％も延びました。中間寿命は、健康である期間を示すので、健康寿命ともいいます。メスの一六%は、あえてヒトに換算すると、一三～一四年くらい余計に人生を楽しめることに相当します。平均寿命が百歳以上になります。オスのマウスの結果をあてはめると、男性が七～八年、余分に人生を楽しむことができるという計算になります。

メスは中間寿命だけでなく最大寿命も延びました。オスは統計的な有意差はありませんでしたが、やはり最大寿命が延びました［図20］。

老化のスピードは、各年齢でどのくらいの個体が死ぬかという年齢依存性死亡率の変化で知ることができます。この年齢依存性死亡率を計算すると、普通のマウスよりＢＲＡＳＴＯマウスは各年齢で死亡率が低くなっていました。グラフで時間を横軸に死亡率の対数を縦軸に取ると、グラフが完全に右にずれていました。グラフの傾きは変わりませんでした。これは老化のスピードは変わらないが、老化のプロセスが遅れて起こっていることを意味しています。

実験で使ったマウスはがんで死ぬことが多いので、がんで死んだ個体数を累積したグラフを調べてみると、それも右にシフトしていました。がんになるのが遅くなるということです。起こるがんの種類自体は変わりませんが、老化が遅れて、がんになるのも遅くなることがわかったのです。

マウスのケージに観覧車のような遊具ホイールを入れると、マウスは喜んでクルクル回します。これを使ってマウスの活動度を調べました。マウスは夜行性なので夜になるとホイールを回しますが、歳を取るとあまり回さなくなります。ところがＢＲＡＳＴＯマウスは、歳を取っても活発

図20　BRASTOマウスの寿命、年齢依存性死亡率の推移、がんによる累計死亡数の推移

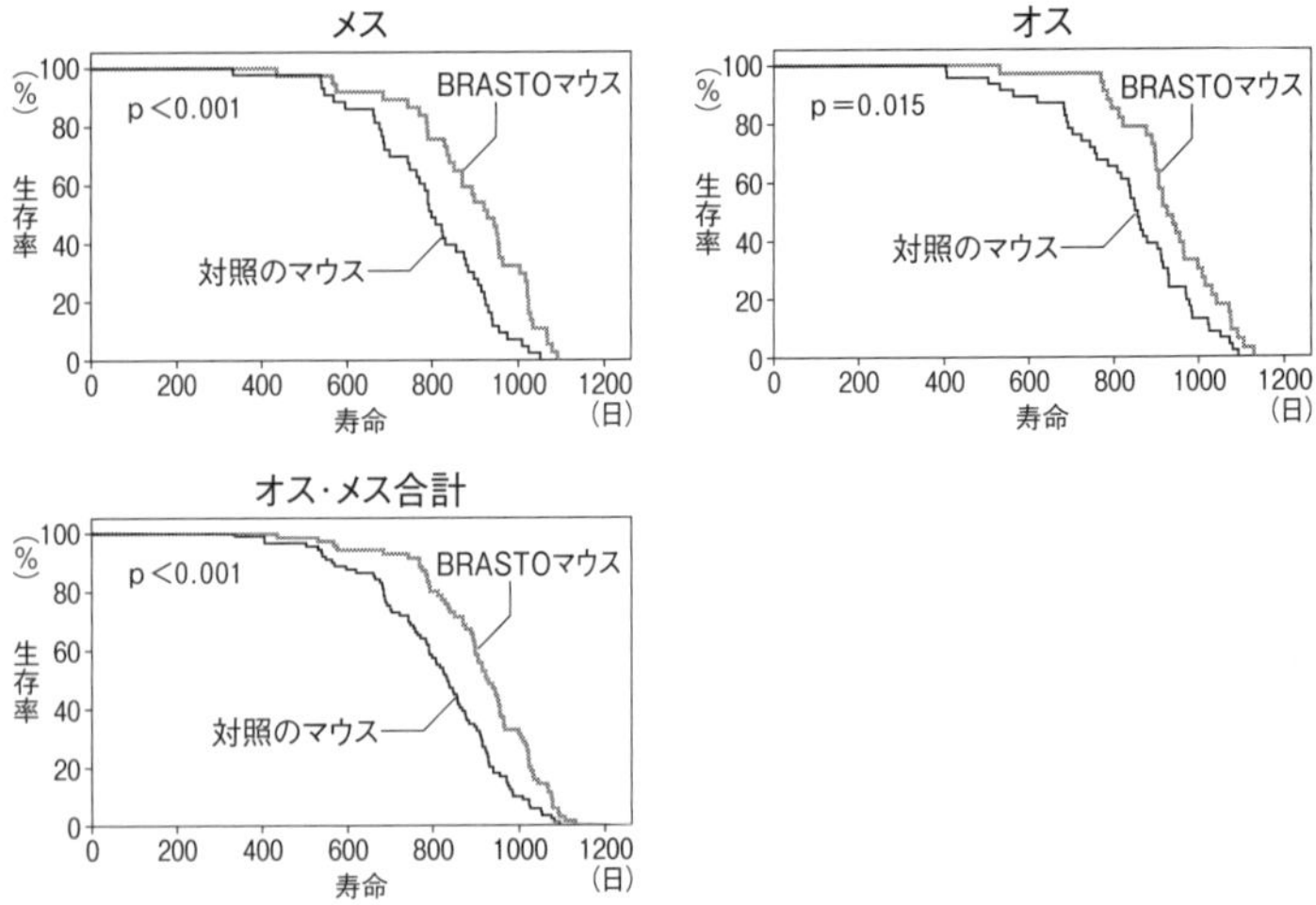

上：BRASTOマウスの生存曲線。BRASTOマウスと対照群のマウスの生存曲線が示されている。生存率50%の時の寿命（中間寿命）は健康の程度を反映するが、メス（左）で16.4%、オス（右）で9.1%延長した。最大寿命もメス、オスともに延長した。
下：オスとメスを合計した生存曲線。中間寿命は10.9%延長した。

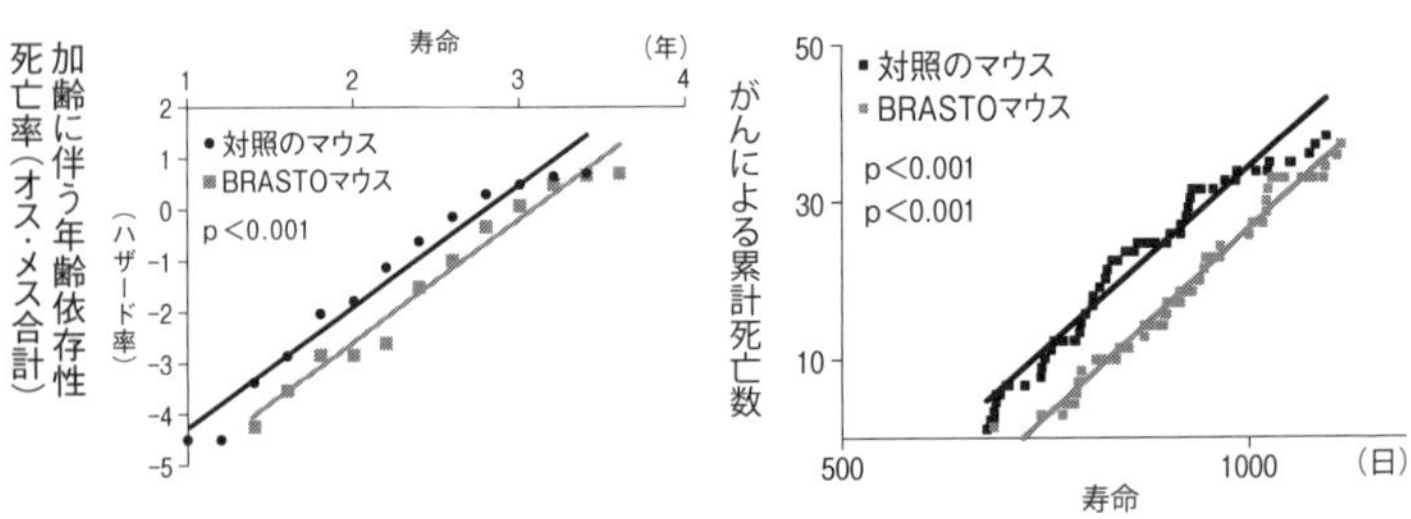

左：加齢に伴う年齢依存性死亡率の推移を示したグラフ。BRASTOマウスのグラフが全体として右にシフトしている、つまり死亡率が低下し、老化が顕著に遅れていることを示している。
右：がんによる累計死亡数。このグラフもBRASTOマウスでは右にシフトしており、老化が遅れて起こっていることを示している。
（出典：Satoh A. et al.(2013) Sirt1 Extends Life Span and Delays Aging in Mice through the Regulation of Nk2 Homeobox 1 in the DMH and LH. *Cell Metabolism* 18（3）より。一部改変）

に回します。

また、普通のマウスは歳を取ると体温、酸素消費量が落ちますが、ＢＲＡＳＴＯマウスは保っています。睡眠の質もよい状態に保たれます。睡眠はレム睡眠とノンレム睡眠に分けられ、睡眠の質をみる指標として、ノンレム睡眠の間にデルタ波が出る率を計りますが、これが高く保たれていることがわかりました。つまり、深い睡眠が取れているということです。

さらに、歳を取ると骨格筋の構造が乱れ、ミトコンドリアが大きくなって変形してしまいますが、ＢＲＡＳＴＯマウスの骨格筋は整った層構造を保ち、若いマウスと同じような小さいミトコンドリアがきれいに並んでいました。ミトコンドリアは、細胞が必要なエネルギーを作り出す重要な細胞内の器官ですが、ミトコンドリアの働きに必要な遺伝子の発現も高く保たれていました［図21］。

ＢＲＡＳＴＯマウスの実験とは別に、ＳＩＲＴ1を視床下部のＤＭＨで多く発現させるだけで、一七カ月の年寄りマウスの行動が、三～四カ月の若いマウスの行動レベルになり、体温も一度も上昇しました。老化形質を劇的に改善できることがわかったのです。

これが二〇一三年に『セルメタボリズム』に発表した論文の骨子です。

この研究から、最初に掲げた三つの疑問の一つ、老化のコントロールセンターはあるかという質問に、完全ではありませんが、答えを出すことができました。答えは、イエス。脳の視床下部がコントロールセンターです。

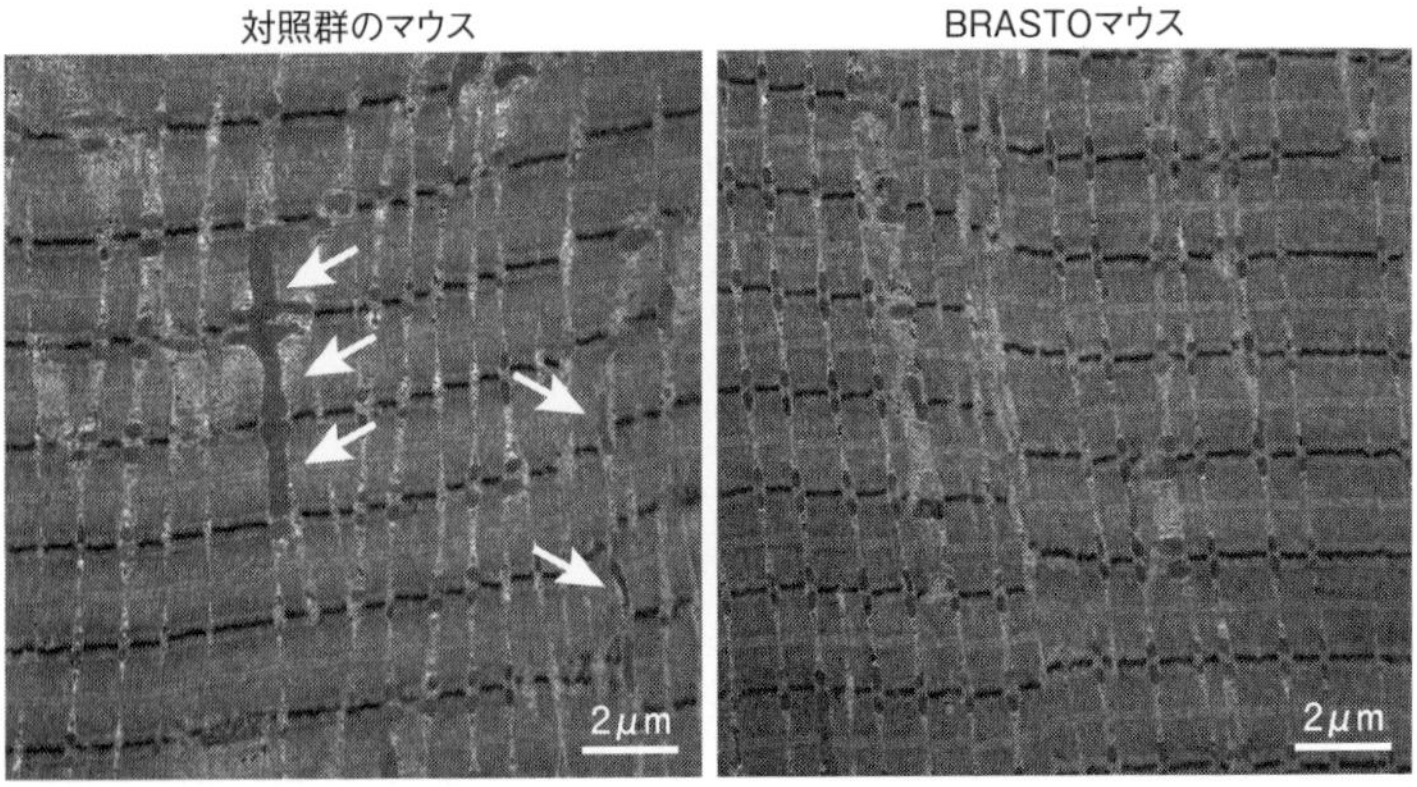

図21　20カ月齢の対照群のマウスとBRASTOマウスの筋肉の構造の違い
矢印の箇所は変形し融合してしまったミトコンドリア（出典：図20に同じ。一部改変）

実は、この研究は偶然にも助けられました。ＢＲＡＳＴＯマウスは脳でＳＩＲＴ１が過剰に発現するトランスジェニックマウスですが、実は二系統できました。そのうち、一系統は寿命が延びず、調べてみると視床下部の至るところでＳＩＲＴ１が過剰発現していました。寿命が延びたほうはＤＭＨとＬＨだけでＳＩＲＴ１が過剰発現しており、カロリー制限をかけた時に視床下部に起こる変化と非常によく似た状況になっていました。カロリー制限をすると寿命が延びることは様々な動物で確認されているため、老化や寿命の研究では、しばしばカロリー制限をかけた状態との比較を行います。

トランスジェニックマウスを作る時点では、そこまで細かく制御できないのですが、たまたま視床下部でカロリー制限を模倣するような形でＳＩＲＴ１を過剰発現しているマウスができたからこそ、実験がうまくいき、老化のコントロールセンターを突き止めることができたのです。

実はDMHやLHには、SIRT1と一緒に働く、もう一つ別の制御因子があり、この二つの制御因子が働いている神経細胞が、老化・寿命の制御に重要なことも私たちの研究でわかっています。この神経細胞の中には、脳から交感神経を介して、筋肉に信号を伝えるものがあるようです。これらの神経細胞を活性化すると筋肉の状態も若い状態に保たれるのです。歳を取って筋肉が衰える原因は、視床下部の働きの低下も関係しているのではないかと考えています。

私たちが、この論文を発表したのと同じ年、アルバート・アインシュタイン医科大学のグループが、私たちと同じように老化・寿命の制御には視床下部が重要だと主張する論文を英科学誌『ネイチャー』に発表しました。彼らはまったく違う方向からアプローチして、加齢とともに視床下部でNF-κBという炎症にかかわるたんぱく質の働きが増し、この働きを抑えると寿命が延びることを示しました。そして、視床下部が老化のコントロールセンターだという結論を発表したのです。こうして、二〇一三年は老化研究にとってとても重要な年になりました。

このあたりから、私たちの研究室は、神経科学と老化に注力するようになりました。新しい分野に参入する厳しさも知りました。最初に膵臓ベータ細胞の論文を発表した時は、幸い、膵臓ベータ細胞の権威と共著でしたので、論文をうまく出すことができました。しかし、二〇一〇年、最初に神経科学に関する論文を発表した時には、有名な雑誌に送ったものの、門前払いでした。それまで神経科学の論文を出したことがないのに、わかるわけがないだろうという反応だったようです。分野の垣根を越えて新しい分野に踏み込もうとする新参者には、必要以上に厳しい反応があります。それまでの実績がないと門前払いです。

老化は体中で起こりますから、脳だけ、代謝だけ研究すればいいというわけにはいかず、総体として研究する必要があります。私は神経科学の研究室の出身ではありません。知らない分野の技術を学ぶのはたいへんでした。神経科学には長い歴史があり、独特のやり方があります。自分たちだけではできませんから、よその研究室を訪ねてお願いして教えてもらい、共同研究として新しいプロジェクトにしてきました。幸い、学生もポスドクも新しい領域を学ぶことをいとわないので、私も彼らと一緒に学んでいきました。

5章　NAD合成酵素の不思議

ペラグラ

ペラグラという名前の病気を聞いたことがありますか。

今では無理なダイエットやアルコール中毒の人にしかみられないまれな病気ですが、一九〜二〇世紀、欧米で猛威をふるい、死亡率一位だった病気です。下痢、皮膚炎、認知症が出て、ペラグラの三徴といわれました。原因不明でしたが、これを治す物質としてニコチンアミドとニコチン酸がみつかりました。この二つの総称がビタミンB_3です。

メキシコでは、トウモロコシを精製せずに食べていたので、ペラグラはあまり問題になりませんでしたが、欧米ではトウモロコシを精製するので、ビタミンB_3が失われてしまいます。そこでペラグラ対策として、トウモロコシの粉にビタミンB_3を加えるようになりました。ニコチンアミドが添加されたのですが、ニコチンと混同されるとイメージが悪いので、まったく違う名前をつけることにして、ナイアシンという名前が考えだされました。今でも、ハムやシリアル、そのほか多くの食品にナイアシンが添加されています。この病気との長い闘いの歴史の名残ですね。ナイアシンなら、複合ビタミン剤に入っているから知っているという人もいるでしょう。

お気づきのようにビタミンB_3は、哺乳類のＮＡＤ合成の出発物質です。つまり、ＮＡＤは「ニコチンアミド」と「ニコチン酸」から合成されます。もう一つ、「トリプトファン」というアミノ酸からできる経路もあります。

時間をさかのぼりますが、私が研究室を立ち上げた頃、ニコチン酸からＮＡＤを合成する時に必要な酵素はみつかっていたのですが、ニコチンアミドからＮＡＤを合成する時、最初に必要な酵素が同定されていませんでした。私はこれを同定したいと考えました。

最初の手がかりは、細菌の専門誌『ジャーナル・オブ・バクテリオロジー』に二〇〇一年に発表された論文でした。ヘモフィルス・デュークレイという細菌は、通常ＮＡＤを合成できませんが、ある遺伝子を獲得すると合成できるようになります。この遺伝子を同定して調べてみると、ニコチンアミド・フォスフォリボシルトランスフェラーゼという酵素の遺伝子であることがわかりました。細菌は、もっていなかった遺伝子を獲得して性質を変えることがあります。この酵素の遺伝子があると、ＮＡＤを合成できるようになるのです。ニコチンアミドからＮＡＤを合成するこ

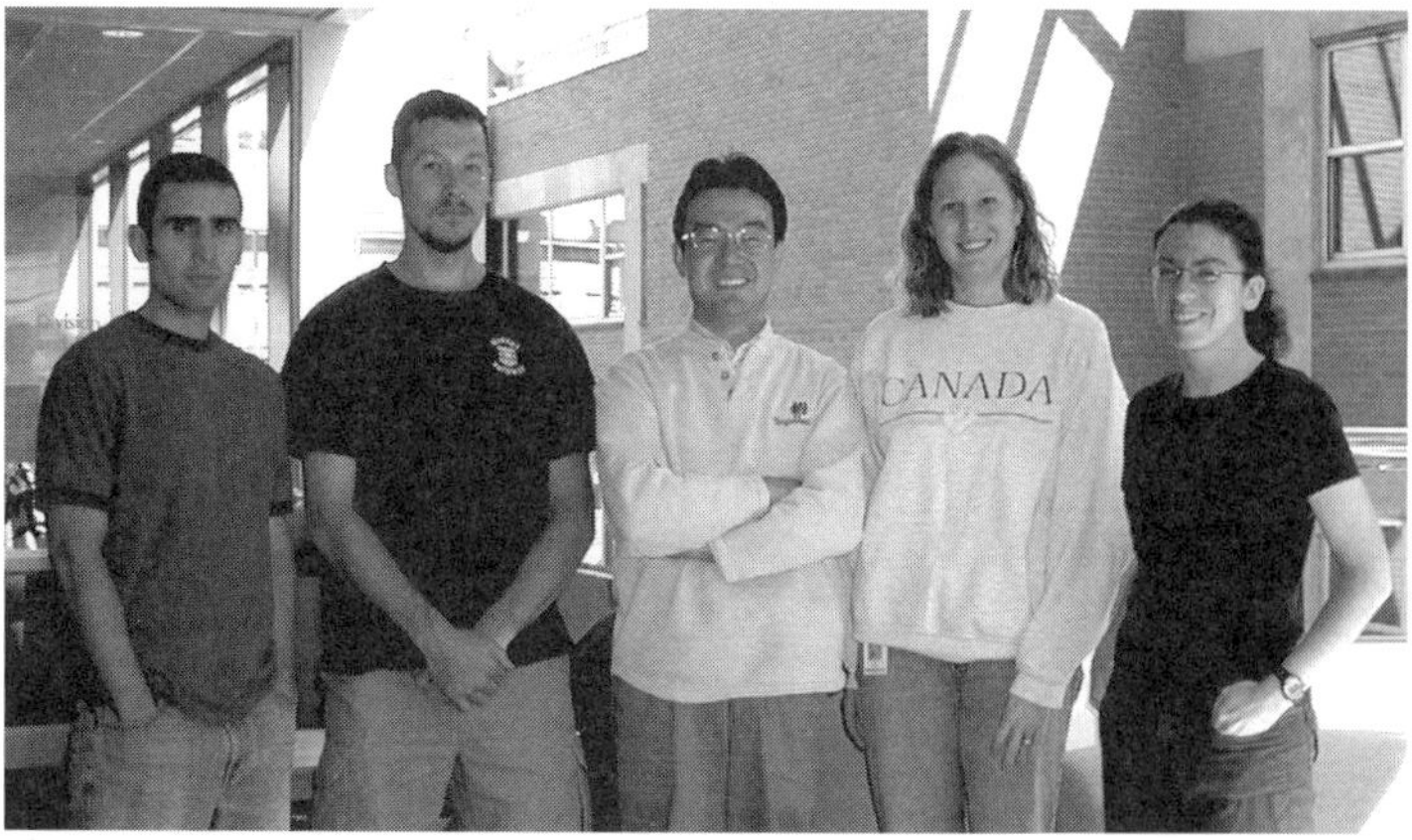

図22　ハビア・ルボリョ（左端）と初期の今井ラボメンバー
ハビアの隣はドリュー・グリム（当時はM.D./Ph. D.の大学院生）、中央の私の右がキャシー・ミルズ、右端はケイト・モニハン（当時は大学院生）。

の長い名前の酵素は、今では略称でＮＡＭＰＴと呼ばれています。

私の研究室の大学院生ハビア・ルボリョが、この地味な論文をめざとくみつけました［図22］。論文の中では、この細菌の酵素のアミノ酸配列は哺乳類のＰＢＥＦというたんぱく質にそっくりだと報告されていました。ＰＢＥＦは、哺乳類の免疫系のある細胞を増やす働きをもつたんぱく質として、一九九四年に報告されたものでした。ある研究分野で注目されたたんぱく質について、まったく違う働きがのちに報告されることはしばしばあります。アミノ酸配列をみるかぎり、哺乳類のＰＢＥＦは、ＮＡＭＰＴそのものではないかと疑われました。ハビアが論文に気づいたおかげで、重要なヒントが得られたのです。

ハビアは、ＰＢＥＦがニコチンアミドから

ＮＡＤを合成するプロセスの最初に働く酵素かどうかを調べ始めました。二〇〇二年に初めて検証することができ、二〇〇四年、私の研究室からの初の論文として、『ジャーナル・オブ・バイオロジカル・ケミストリー』（ＪＢＣ）という生化学の中堅雑誌に発表しました。

哺乳類のＰＢＥＦたんぱく質が、細菌の酵素ＮＡＭＰＴと同じ働きをもつことは、私たちの論文が出る少し前にベルギーの免疫分野の研究者が発表してしまいました。しかし、私たちは彼らより詳しく生化学的な解析をしていたので、論文を発表することができました。以降、このたんぱく質は、ＰＢＥＦではなくＮＡＭＰＴと呼ばれるようになります。

私たちはサーチュイン（ＳＩＲＴ１）との関係も調べました。ニコチンアミドから出発するＮＡＤ合成系で最初に必要な酵素ＮＡＭＰＴが、ＳＩＲＴ１の活性を上げるのに重要だということがわかりました。

次にハビアは、ＮＡＭＰＴを作る遺伝子を壊したノックアウトマウスを作りました。特定の遺伝子の働きを調べるために、その遺伝子をなくして、何が起こるのかをみる方法は、広く使われています。何かの働きがなくなれば、その働きに、壊した遺伝子が必要だということがわかります。ノックアウトマウスは、受精卵の遺伝子を操作して、全身でその遺伝子の働きをなくすように作ったものです。ただ、発生時から重要な役割を果たす遺伝子の場合は、ノックアウトすると生まれてくることができません。そういう場合は、父と母からそれぞれ一つずつ受け継ぐ遺伝子のうちの片方だけ壊します。遺伝子の働きを半分にして、何が起こるのかみるのです。

ＮＡＭＰＴの遺伝子も全部壊すと生まれてこないので、半分壊したマウスを作ったところ、インスリン分泌の異常があるとわかりました。ＮＡＭＰＴによるＮＡＤ合成系とインスリン分泌には関係があったのです。この結果は、二〇〇七年十一月に『セルメタボリズム』に発表しました。

思わぬ影響

実は、二〇〇七年のこの論文発表に至るまで、かなりの苦労を強いられました。その理由は、二〇〇五年に大阪大学のグループが『サイエンス』に発表した論文の影響でした。ビスファチンと名づけたたんぱく質を発見し、それがインスリンレセプターにくっついてインスリンと同じ働きをする、と大々的に発表したのです。

ビスファチンはＮＡＭＰＴと同じたんぱく質ですが、そのことが論文にはまったく書いてありません。これはひどいと思いました。新しいたんぱく質をみつけたと思っても、すでに知られているものでないかと疑い、データベースで調べるのはあたりまえです。調べたら、細菌のＮＡＭＰＴと同じだということはすぐにわかるはずです。わかっているのに、新しいものとして名前をつけ直して発表するのは科学者としてはあるまじき行為です。知らなかったとしたら、見落としてはいけないものを見落としたずさんな研究ということになります。ある学会での発表から私は、ビスファチン論文の著者たちがビスファチンとＮＡＭＰＴが同じたんぱく質であることを前もってわかっていたことを知りました。

二〇〇四年に私たちは、ＮＡＭＰＴが、哺乳類でも細菌におけるのと同じように、ＮＡＤ合成系の最初に用いられる酵素の働きをするという論文を発表したわけですが、ビスファチン論文ではそうした事実には一切、触れられていませんでした。ＮＡＭＰＴは当時有名ではなかったので、伏せておけば、査読者にはわからないと思ったのでしょうか。

ビスファチンはＮＡＭＰＴと同じものだと論文で示すと、ビスファチンの働きを低下させたマウスのインスリン分泌が落ちるというデータは、ビスファチンがインスリンレセプターにくっつかなくなるためなのか、ＮＡＤ合成の異常による影響なのかはっきりさせることができず、論旨が構築できなくなります。だから、酵素であることを無視して論文にしたのだと思わざるをえません。

私たちは、ＮＡＭＰＴにインスリンのような働きがあるのか、大阪大グループが主張するようにインスリンレセプターにくっつくのか追試をしましたが、再現できませんでした。そのうちに、世界のいくつかのグループから、やはり結果が再現できないという話が私のところに伝えられてきました。私たちはドイツのライプチヒ大学のグループと連絡を取り、ビスファチンのインスリン様作用は再現できないこと、ＮＡＭＰＴは、ＮＡＤ合成系の酵素としてインスリン分泌に重要だが、インスリンレセプターにはくっつかない、というデータを、二〇〇七年十一月に出した論文に含めることにしたのです。興味深かったのは、その直前に『サイエンス』がビスファチン論文を取り下げたことです。大阪大学が調査委員会を設置して、このグループの論文に大きな問題があることを認めたためでした。

しかし、『サイエンス』に発表された影響は大きく、論文が取り下げられてもビスファチンの名前はしばらく残っていました。論文が取り下げられたことを知らない人もいました。私たちが正しい実験結果を示しているにもかかわらず、ビスファチンはインスリンレセプターにつくホルモンだと信じている人が多かったのです。NAD合成の酵素だと主張しても聞いてもらえず、そのためにNIHへの科学研究費の申請書が落とされ続ける羽目に陥り、不当な扱いにかなり苦しみました。

ビスファチンの影響が薄れ、NAMPTとして広く知られるようになるまで十年かかりました。この事件は、誤った論文がいかに大きな、また長きにわたる悪影響をもたらすかを痛感させる出来事でした。

サーカディアンリズム

NAMPT関連では、二〇〇九年にも大きな発見がありました。その論文が掲載に至るまでの過程もスリリングでした。

生物の活動はおおよそ二四時間周期で変動することが多いですね。ヒトは夜に寝て朝起きて活動します。血圧、体温なども周期的に変化します。こうした二四時間周期を「サーカディアンリズム（概日リズム）」と呼びます。俗にいう体内時計です。あとでお話ししますが、体内時計のリズムをしっかりと保つことはとても重要です。私たちは、二〇〇九年に発表したこの研究から、体内時計のリズムの大切さを重要視するようになりました。

そのきっかけとなったのは、ＮＡＭＰＴは哺乳類にとって必須の酵素なので、その働きはいつでも一定だと思っていたら、そうではなく、サーカディアンリズムを刻むことがわかってきたことです。ＮＡＭＰＴは、先に述べたように、免疫系の細胞を増やす働きをすることでみつかって同定された時にＰＢＥＦと命名されていたわけですが、ハビアと4章のＢＥＳＴＯマウスのところで紹介したケイト・モニハンが、ある論文の小さな図表にＰＢＥＦの発現パターンが出ていることに気づきました。それは、高くなったり低くなったり、規則正しく振動していたのです。

私の研究室ではサーカディアンリズムの研究をしたことがありませんでした。そこでまた新たな共同研究を始めることになりました。中心になったケイト・モニハンは、私の研究室でＢＥＳＴＯマウスの研究で学位をとったあと、ノースウェスタン大学のジョセフ・バス教授のもとでポスドクになっていました。バス教授は、サーカディアンリズム制御の異常が代謝異常、糖尿病につながるという、とても面白い研究をしていました。

ＮＡＭＰＴを作る遺伝子がどの臓器でどのように発現しているのかを調べると、肝臓と脂肪でサーカディアンリズムに従って変動していることがわかりました。マウスでは昼間は低く、夕方から上がり始めて夜二時頃にピークになります。mRNAの動きとたんぱく質の生成量も同じように高くなったり低くなったり、振動しています。NAMPTによってできるNADの量も振動していることがわかりました。

NADの合成がサーカディアンリズムに従って変動しているのがわかったことは、大きな発見でした。NADは生物が代謝を営む上で必要不可欠な物質なので、その量は常に一定である、と長らく考えられていました。ところが、実際には、体のリズムに従って上がったり下がったりしていることがわかったのです。ということは、そのNADの変動に従って、サーチュインのような重要な酵素の機能も変動し、さらにそれらによって制御されている様々な体の機能もリズムをもって変動すると予測されます。サーカディアンリズムを制御しているのは、転写を上げたり下げたりする働きがある、転写制御因子と呼ばれる因子群です。CLOCKとBMAL1が有名ですが、NAMPTのサーカディアンリズムもこれらの転写制御因子が作り出していました。

まず、CLOCKとBMAL1はNAMPTの発現を上げます。その結果、NAD合成量が上昇し、サーチュイン、とくにSIRT1が活性化されるようになると、今度はSIRT1はCLOCKとBMAL1の働きを抑えにかかります。その結果としてNAMPTの発現が下がると、NAD合成量が下がり、SIRT1の働きが下がり、CLOCKとBMAL1に対する抑制が解けます。こうして再びNAMPTの発現が上がることになります。このサイクルがぐるぐる回って、NADのリズムが作り出されていることがわかったのです［図23］。

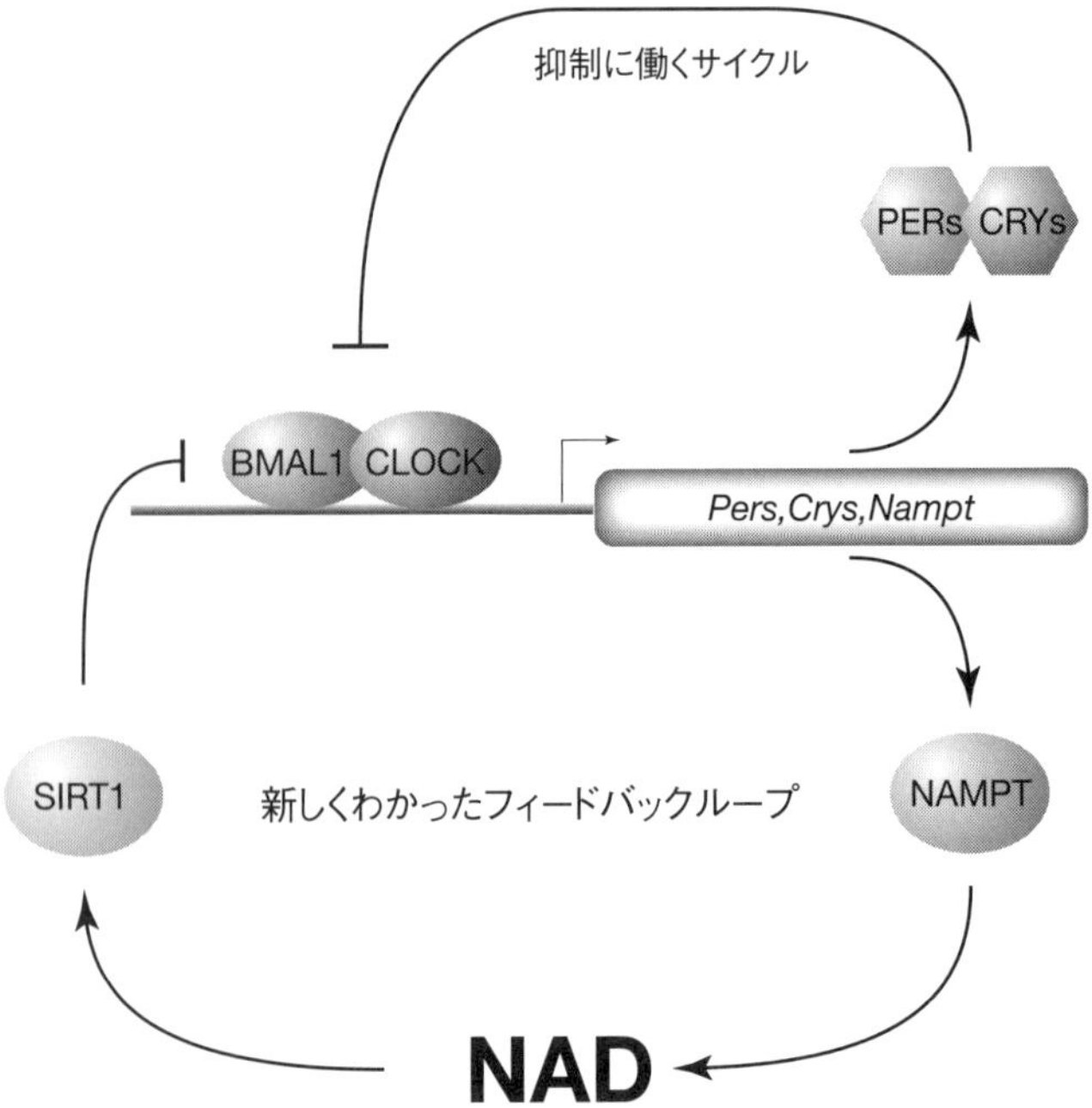

図23　サーカディアンリズムを制御する転写因子の仕組み
CLOCKとBMAL1の複合体は、*Nampt*遺伝子の転写を上げる。この結果、NAMPTたんぱくの量も上昇、NAD合成が上昇して、SIRT1が活性化される。SIRT1はCLOCK/BMAL1複合体の働きを抑制するので、*Nampt*遺伝子の発現が下がり、NADが下がって、SIRT1の活性が低下する。そうすると、再びCLOCK/BMAL1の働きが戻って、次のサイクルが始まる。PERsとCRYsは、CLOCK/BMAL1の働きを抑制する別の複合体を作り、CLOCKとBMAL1の制御にあたる。

さて、論文を出そうという段になって、別のグループが同じ内容の論文を準備していることがわかりました。

あとから事情がわかったのですが、私は日本に一時帰国した時、ある大学でサーカディアンリズムの研究をしていると話しました。それを聞いた人が米国に留学中の友人に伝えたらしいのです。この人は、米国のサーカディアンリズム研究で有名な、カリフォルニア大学アーバイン校のパオロ・サソーン＝コルシ研究室でポスドクをしていました。同じような内容の実験をしている競争相手がいることがわかり、彼らは急いで結果をまとめて論文を『サイエンス』誌に投稿したのでした。

その情報がめぐりめぐって私たちの耳に入ったので、私たちは『サイエンス』誌の編集者に電話をかけました。「私たちはこういう発見したのだが、どうも別のグループも同じような結果を出して、どこかの有名雑誌に論文を送ったようだ。私たちの論文も同時に発表できないだろうか」と聞いてみたのです。編集者はただちに反応して、それならすぐ論文を送ってほしいと返答しました。送ってみるとあっという間に査読され、彼らと同時に論文発表することができました。論文を送ってから発表されるまで約一カ月、これまでの最短で掲載されました。

最前線の研究をしていると、情報はとても貴重です。めぐりめぐってどこから重要な情報が入ってくるかわかりません。世界中にアンテナを張っていることが重要です。

発表された論文の結論は、サソーン＝コルシ研と私たちとでまさに同じでした。二つのグループで同じ結果が出たので、ＮＡＭＰＴとサーチュインがＮＡＤ合成のサーカディアンリズムを作り出していることは間違いないと認められました。そしてこの発表を機に、パオロととても親しくなりました。非常に残念なことに、パオロは二〇二〇年に急逝されました。サーカディアンリズムの研究にとって大きな痛手でした。心からご冥福をお祈りします。

ＮＭＮ

今までＮＡＭＰＴという酵素のお話をしてきましたが、このＮＡＭＰＴが作り出すのが、ニコチンアミド・モノヌクレオチド（ＮＭＮ）という物質です。この物質は最近、「抗老化物質」として世界中から大きな注目を集めるようになっています。ここでＮＭＮの働きと、その研究の経緯について詳しく説明することにしましょう。

復習になりますが、老化制御にかかわるサーチュインが働くためには、ＮＡＤが必要です。哺乳類のＮＡＤ合成では、出発物質としてニコチンアミドがとくに重要で、ニコチンアミドはＮＡＭＰＴによってＮＭＮになり、それにＮＭＮＡＴという二番目の酵素が働き、ＮＡＤ合成が完了します［図24］。

この経路があるため、ＮＡＤの合成量が落ちた時にＮＭＮを与えればＮＡＤ合成量が上がります。膵臓のベータ細胞でＳＩＲＴ１を増やしたＢＥＳＴＯマウスにおいて、老化してＮＡＤの量

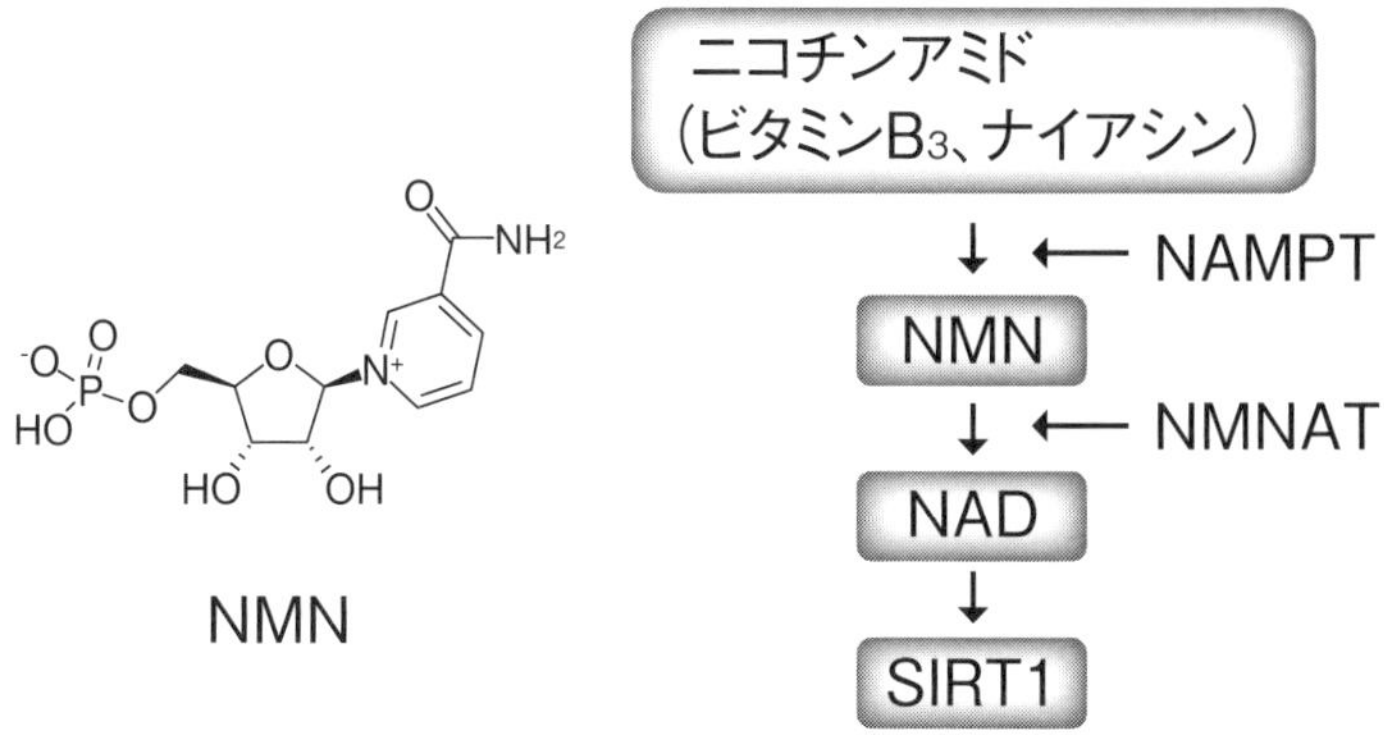

図24　NMNの合成

が落ちた時にＮＭＮを与えるとインスリン分泌が上がったことは、４章で紹介しました。

では、老化したマウスにＮＭＮを与えるとどうなるでしょうか。私たちはＮＭＮの働きをもっと調べることにしたのです。この研究を行なったのが、私の研究室で二番目のポスドクとなった、慶應義塾大学医学部から来た吉野純さんと、私の研究室を長年にわたって支えてくれているキャシー・ミルズでした。吉野さんは、腎臓内分泌代謝内科で臨床医として活躍していましたが、どうしても私の研究室で研究したい、と何度も何度も私にメールを送り続け、二〇〇七年についに研究室にやってきたという強者です。私の研究室でポスドクを終えた後、ワシントン大学の別の部門で二〇一二年に独立し、今では研究室の主宰者、ＰＩとして独創的な研究を続けています［図25］。

吉野さんとキャシーはまず、糖尿病モデルマウス

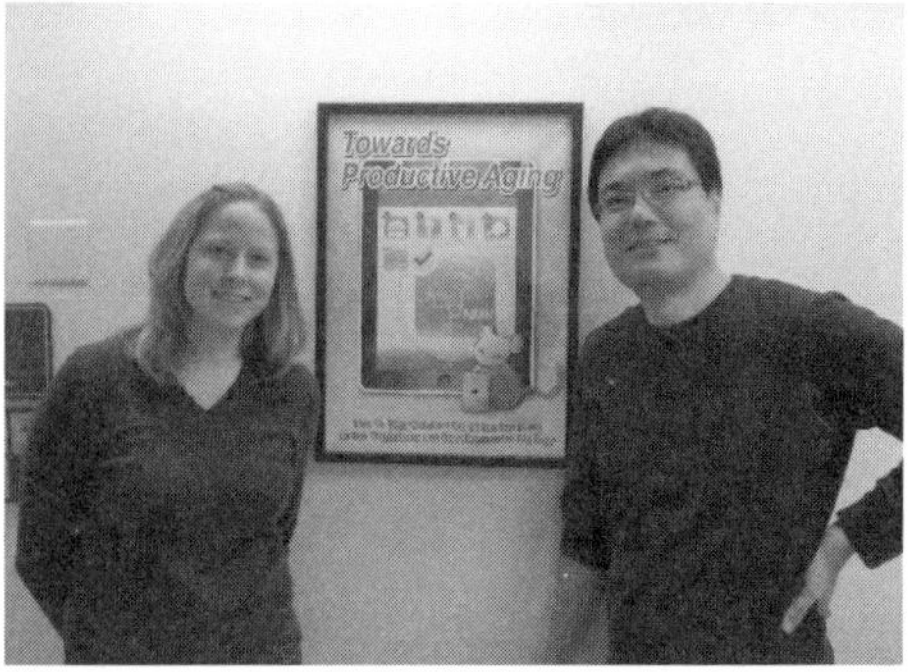

図25　吉野純さんとキャシー・ミルズ
二人の間のポスターはNMNの糖尿病への効果を報告する論文が受理されたときに作成したもの。

で調べました。マウスに脂肪をたくさん含むえさを与えると糖尿病になります。興味深いことに、こうした糖尿病マウスでは様々な臓器でＮＡＭＰＴが下がり、ＮＡＤ合成が落ちてしまうことがわかりました。ＮＡＤ合成が落ちると、サーチュインの働きも下がってしまいます。このマウスでＮＭＮの効果をみることにしました。

結論からいうと、ＮＭＮを与えてＮＡＤ合成を回復させると、劇的な糖尿病治療効果があることがわかりました。

普通のマウスは、糖を与えるとインスリンがぱっと出て血糖値が下がります。二時間後の血糖が二〇〇以下という検査値になるのが正常です。ところが糖尿病のマウスは、二時間たっても四〇〇以上あります。メスの場合、この糖尿病マウスにＮＭＮを一週間～一〇日与えると、完全に正常に戻りました。メスでは、インスリンの効きがよくなっていることがわかりました。オスの場合、これほど劇的な効果はありませんが、ＮＭＮを与えるとインスリンの分泌が上がることがわかりました。メスとオスでＮＭＮの作用の出方が若干違いましたが、顕著な糖尿病治療効果が得られ

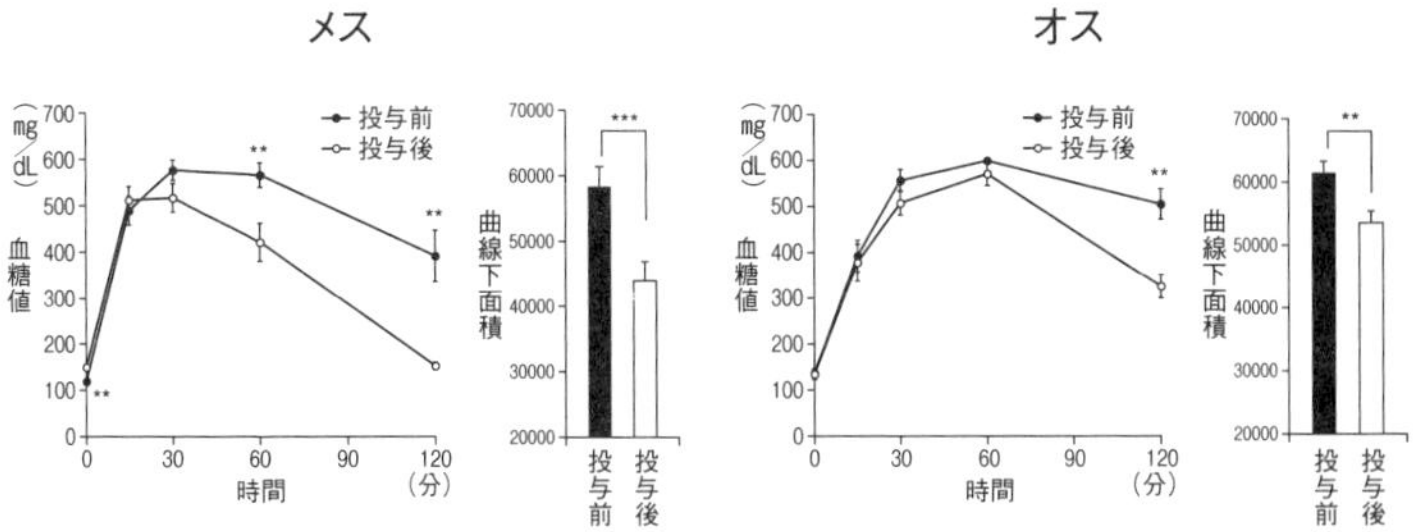

図26　2型糖尿病モデルマウスへのNMNの効果
糖負荷を行なった時に、血糖値を下げる能力（耐糖能）が、高脂肪食によって2型糖尿病を起こしたマウスでは著しく悪くなっているが、NMNの投与によって顕著に改善した。特にメスのマウス（左）で、オス（右）よりも劇的な効果が得られた。
（出典：Yoshino, J. et al.(2011) Nicotinamide Mononucleotide, a Key NAD+ Intermediate, Treats the Pathophysiology of Diet- and Age-Induced Diabetes in Mice. *Cell Metabolism* 14（4）より。一部改変）

るという点では同じでした［図26］。

ＮＭＮはいろいろな臓器に作用します。高脂肪食を食べさせると、肝臓では炎症がみられますが、ＮＭＮには顕著な抗炎症作用があることがわかりました。高脂肪食で、サーカディアンリズムにかかわる遺伝子の発現異常も起こりますが、これもＮＭＮで戻りました。

高脂肪食で糖尿病にしたマウスの実験だけでなく、自然発症の糖尿病マウスの実験もしました。老化したマウスのオスは、およそ一五％くらいが自然に糖尿病になります。これは時間とカネがかかる実験なので、普通はあまりやりません。この自然発症の糖尿病マウスは何と、たった一回のＮＭＮ投与で正常に戻りました。顕著にインスリン分泌が改善されたのです。

メスは老化してもほとんど糖尿病にならないので、少しだけ高脂肪食を食べさせました。若いマウスだとかなり高脂肪食を食べさせないと糖尿病になりませんが、老化したマウスだと、少しの高脂肪食でひどい糖尿病になります。身につまされますね。かなり重症の糖尿病で、糖を与えると二時間たっても五〇〇近いような数値が出ます。ところが、NMNを一週間与えると、二〇〇以下に下がり、完全に正常になってしまいました。高脂肪食を食べさせたので、高脂血症にもなっていましたが、そちらもNMNでまったく正常に戻ってしまいました。

吉野さんとキャシーは、この結果を二〇一一年に『セルメタボリズム』に発表しました。体内にある物質で糖尿病にこれだけ効果を発揮するものはなく、大きな注目を集めました。

ずっと飲ませたら

老化でNADが減ることが、糖尿病にかかわり、その補正で大きな効果があることがわかりました。では、普通のマウスにずっと飲ませたら、抗老化作用があるでしょうか。

NMNはとても高額な試薬です。コストがかかりすぎて長期間飲ませる研究は難しいと考えていましたが、日本のオリエンタル酵母工業という会社と共同研究することで、NMNを提供してもらうことができました。実はオリエンタル酵母工業とは、二〇〇八年からNMNの開発を共同で進めていたのです。

マウスに、まだ若い五カ月の時から一年間、NMNを飲ませてみました。一年たち一七カ月になったマウスは、ヒトでいえば六十代くらいの初老です。毎日、体重一キログラムあたり、一〇〇ミリグラム飲ませる群と、三〇〇ミリグラム飲ませる群、そして何も飲ませない対照群で調べました。

二〇一一年の研究では一回に、体重一キロあたり五〇〇ミリグラム飲ませていたのですが、今回は人に応用することを考えて、少ない量で実験しました。それでも多いじゃないかと思われるかもしれませんが、マウスの薬の量はそのまま人の体重あたりの量に換算されるわけではありません。薬理学では体表面積で補正しますが、マウスからヒトに換算するときに一二で割ります。大ざっぱにいうと、マウスの一〇〇ミリグラムは、ヒトの八ミリグラム程度で、体重七五キロのヒトだと、飲む量は六〇〇ミリグラム程度になります。

抗老化物質

一年間で何が起こるのか、たいへん楽しみでした。様々な項目を調べました。

まず体重です。マウスも人と同じように、歳を取るとだんだん中年太りになります。ところが、ＮＭＮを飲ませると太りにくくなりました。ＮＭＮを飲み始めて三カ月目くらいから差が出てきて、三〇〇ミリグラムのグループはかなり体重増加が抑えられました。ＮＭＮの量が多いほど、太りにくくなりました。

体重が増えないのは、具合が悪いとも考えられますが、えさを食べている量は、NMNを飲まないグループより多いのです。歳を取るとマウスも食事量が落ちますが、NMNを飲むと食べる量が落ちない。より食べても太らないのは、エネルギーをたくさん消費していることになりますが、実際、酸素消費量を調べると上昇していることがわかりました。とくに骨格筋では、酸素を使ってエネルギーを生み出すミトコンドリアの働き具合が高く保たれていることもわかりました。

NMNを飲ませた一七カ月齢の老齢マウスは、六カ月くらい若いマウスと同じエネルギー消費量でした。ヒトにたとえると、六十代が四十代の代謝効率を保っているようなものです。そして、NMNを飲んでいるマウスはホイールを回す活動量も高く保たれていました。

このほか様々な効果が現れていました。インスリンの感受性は、インスリンを打って、どのくらい早く血糖値が下がるかで評価しますが、歳を取ると感受性が悪くなり血糖値が下がりません。しかし、NMNを飲んだマウスは、老化してもインスリンの感受性が高く保たれていました。インスリン感受性と高く相関するのが、肝臓の中に溜まる中性脂肪の量ですが、それも抑えられていました。

遺伝子の発現パターンは、老化すると変わりますが、骨格筋、脂肪、肝臓で遺伝子発現パターンが戻ることを確認しました。また、血液中のコレステロール、トリグリセリド、脂肪酸が下がる傾向にありました。

私たちが使ったマウスは老化すると網膜に白い斑点ができます。炎症性のスポットで、だんだ

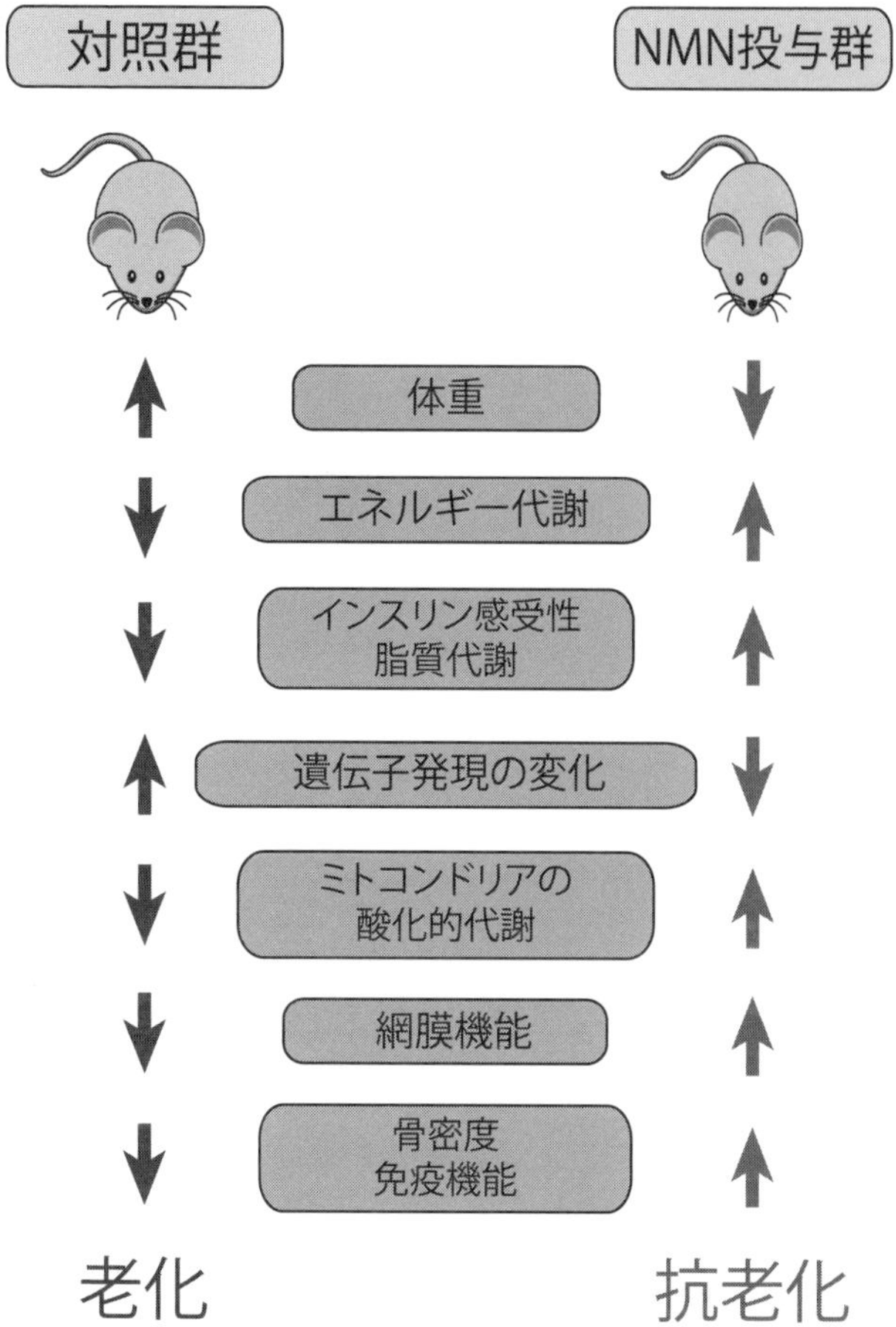

図27　マウスでのNMNの抗老化作用
（出典：Mills, K. et al.(2016) Long-Term Administration of Nicotinamide Mononucleotide Mitigates Age-Associated Physiological Decline in Mice. *Cell Metabolism* 24（6）より。一部改変）

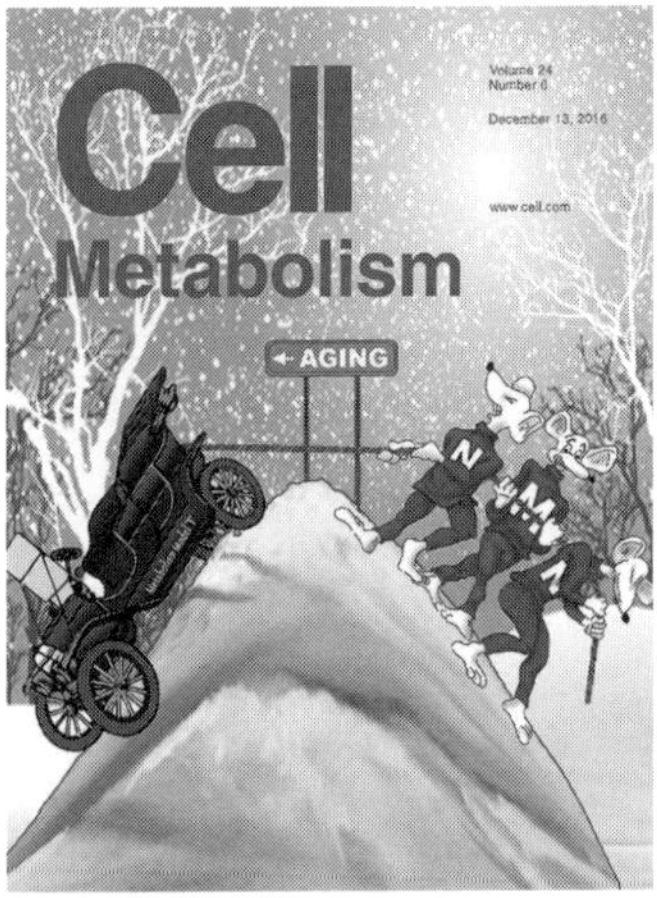

図28　論文が掲載された『セルメタボリズム』の表紙
キャシーがデザインしたイラストが飾った。

分類	食品名	含有量
野菜	枝豆	0.47−1.88
	ブロッコリ	0.25−1.12
	キュウリ（種）	0.56
	キュウリ（皮）	0.65
	キャベツ	0.0−0.90
	アボカド	0.36−1.60
	トマト	0.26−0.30
	マッシュルーム	0.0−1.01
肉	牛肉（生）	0.06−0.42
魚介類	エビ	0.22

食品100gあたり（mg）

図29　NMNが含まれる食品
さまざまな食材を購入し、NMNの含有量を調べた結果。
（出典：図27に同じ。一部改変）

ん目が見えにくくなりますが、ＮＭＮを飲むと白い斑点ができにくくなります。光を感じる網膜の神経細胞の働きも衰えが少ない傾向にありました。また、老化すると涙の分泌が悪く、ドライアイになりがちですが、ＮＭＮは涙の分泌も増やします。変化量はわずかですが、骨密度にもいい効果がありました。免疫系の細胞も増やす効果があるなど、多岐にわたる抗老化作用を確認することができました［図27］。

いいことばかりなのか、という懸念もありますが、今のところこれといった副作用は確認されていません。とくにがんの頻度が上がることを心配していたのですが、そういう兆候もまったく認められませんでした。

これらの結果を二〇一六年に『セルメタボリズム』に論文として発表しました。キャシーが筆頭著者でしたが、彼女がデザインしたイラストが同誌の表紙を飾りました［図28］。

発表した時は相当注目されました。ただ、メディアがその時取り上げたのは論文の最後のほうにつけた表だったのです。食物にNMNがどのくらい含まれているのかを調べたデータが示されていました。NMNは体の外にはなく、摂取しているはずがない、という人がいたので、食物にも含まれていますよ、と示したものでした。枝豆、ブロッコリ、トマト、アボカドなど野菜や果物に含まれています。肉やエビにもわずかに含まれますが、値は非常に低いです。どうも植物の種子や実により多く含まれているように思います。メディアは、ブロッコリやアボカドが若返りのもとですよ、といった報道をしましたが、歳を取ってからはブロッコリやアボカドで得られるNMNで十分とは到底考えられません。やはり外から補充する必要があります［図29］。

いずれにしても、この論文で、NMNが抗老化物質として一気に注目されることになったのです。

NMNトランスポーターの発見

二〇一六年のこの論文では、NMNは素早く吸収されて、血液の中に出てくることも報告しました。NMNの水溶液を直接カテーテルでマウスの腸管に入れて、血液に出てくるまでの時間を調べると、何と二分半だったのです。血液中にどんどん出て、一〇分でピークになり、一五分で元に戻ってしまいました。血液中に出るのと同時に、肝臓のＮＡＤの値は上がり始めました。ＮＭＮを体内に取り入れるとすばやく血液中をめぐり、ＮＡＤに変わる。

これほど素早い反応は驚きでした。きちんと調べるためにアイソトープで標識したＮＭＮを使い、そこから合成されたＮＡＤだけ調べても、肝臓で存在が確認されたのは投与してから一〇分後でした。

これだけ早いのは、おそらくＮＭＮを特異的に体内に取り込む仕組み、専門用語でいえば、トランスポーターがあるに違いないと思いました。あちこちで話をしましたが、「そんなものがあるはずがない」と信じてもらえませんでした。

ＮＭＮには、リン酸基がついているので、そういうものが細胞膜を直接通るはずがないという見方が主流でした。実は、ＮＭＮのリン酸基が取れたニコチンアミド・リボシド、略してＮＲという物質があり、ＮＲを研究する人たちは、まず細胞の外でＮＭＮのリン酸基が取れてＮＲになり、ＮＲとして細胞に入って、細胞内でリン酸基がつけ直されてＮＭＮになると主張していました。リン酸基がついたままＮＭＮが細胞に入るのはありえない、と彼らにいわれたのです。

ここでもまた、まったく新しいことに直面する時に、科学者はきわめて非論理的になると感じました。「リン酸基がついているから通るはずない」という考えにこだわっていると、「通れないからこそ、特別なトランスポーターがあって、早く入るのではないか」という考えを受け入れられないのです。

何もリン酸基を取ってから取り込み、取り込んでからつけ直すことが起こらないといっているわけではありません。それだと取り込む速度はよりゆっくりとなります。しかし、ここにあるデータが示すのは、ＮＭＮが非常に早く組織に入る別の方法があることではないか、と説明しているだけなのですが。

それまでにないまったく新しいことをいい始めると、ほぼ必ず、そんなことはあるはずがないといわれます。こういう経験を繰り返し、「あるはずがない」と権威に断言された時は、それは「ある可能性が高い」ということなのだと思うようになりました。

科学者はロジックで考えますが、そのロジックは既存のパラダイムに支えられています。既存のパラダイムからはずれる見解には、ロジカルな反応が返ってこない場合がかなりあります。実はそこに、まさにそこに、大発見のタネがあります。それを見過ごしてはいけません。唯一重要なのは、正確なデータと、それに基づくロジックです。正確なデータを得るために、繰り返し実験をします。それでも生物実験では、データがばらけることがあります。とくに老化した動物は個体差が大きいので、難しいことが多々あります。そういう時に私の研究室でルールにしているのは、異なるタイプの実験を通して一貫性のある結論が得られるかどうかです。一つの実験で傾向は示されるが、証明まで至らない時、別の実験を複数、行います。一つや二つの実験ではダメです。すべての独立した実験が一つの結論を一貫して支え続けるのであれば、それは正しいはずと考えて、データとして採用します。

しばしば統計処理によって、統計的有意にならないデータがあります。老齢マウスをふんだんに手に入れるのは難しいので、たとえばその数が少々足りないような場合でも、ほかのいくつものデータがその結果を支持していれば、それも論文のデータに入れることにしています。

これだけのことをしても、その時わからなかったことがのちにわかり、訂正しなければならなくなることはあるかもしれません。しかしそれはのちに判断すればよいことで、恐れていては何もできません。現時点で得られるかぎり、正確なデータと、緻密なロジックで、構築できることをきちんと発表していく、それが私の研究室の方針です。

話をトランスポーターに戻します。そんなものはあるはずがないといわれ続けたので、こうなると、ものを取って示すしかありません。

NMNトランスポーターを私たちはついにみつけることができ、二〇一九年一月に『ネイチャー・メタボリズム』に論文を発表しました。

トランスポーターをみつけたプロセスを明かしましょう。

NAMPTには、非常によく効く阻害物質があります。FK866と名前がついた薬剤です。これを培養細胞に与えると、NAMPTの働きが阻害されるので、NADが合成できず、NADの量がどんと下がります。NMNを与えるとNAD合成が回復しますが、その時、いろいろな細胞でしばしば元のレベルより高くなることがわかっていました。

そこで考えたのは、NADが不足すると、NADをたくさん合成しようとして、細胞がNMNのトランスポーターを作ってNMNの取り込みを上げようとしているのではないか、という仮説です。NMNが来ると、作り出したトランスポーターでせっせと取り込むので、NADが前より上がるのではないか。ならば、FK866を加えた細胞で、発現が増えている遺伝子を探せば、それがトランスポーターの候補ということになります。

一種類の細胞ではわかりません。私たちは肝臓の細胞、膵臓の細胞、脳の海馬から取った細胞をFK866で処理してNMNを与えた時に、余計にNADが上がることをみていました。そこで、これら三種類の細胞で共通して発現が上がる遺伝子を探しました。あたれば大発見ですが、かなり大胆な仮説でした。

実験したところ、三種類の細胞で共通して発現が上がっている遺伝子はゼロでした。しかし、肝臓と海馬の細胞だけに共通して発現が上がっている遺伝子がありました。

そこでもう一度データを調べてみると、統計的に有意ではありませんでしたが、膵臓の細胞でもその遺伝子の発現が上がっていました。

その一つだけ見つかった遺伝子は、トランスポーターとして働きうるような膜たんぱく質を作っている遺伝子で、Slc12a8という名前でした。

これがトランスポーターとして働きうる遺伝子だということはわかりましたが、何をしている

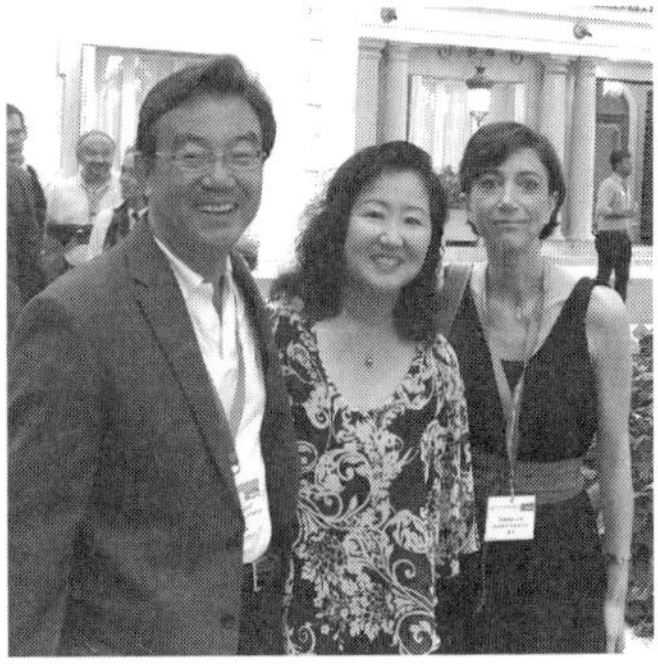
図30　アレッシア・グロジオ（右端）と。スペインの学会にて。

のかはまったくわかっていませんでした。この何をしているのかわからない遺伝子の働きを突き止めたのが、イタリアから来たポスドクのアレッシア・グロジオでした。二〇一三年の春から五年越しで、見事に、Ｓｌｃ12ａ8がＮＭＮトランスポーターであることを証明しました［図30］。

このトランスポーターは小腸にたくさんあります。膵臓、肝臓、脂肪にもそれなりに出ていますが、骨格筋ではゼロでした。

組織培養した空腸、回腸を使い、この遺伝子を調べました。ＮＡＭＰＴの阻害剤でＮＡＤを下げるとこの遺伝子の発現が上がり、ＮＭＮを与えてＮＡＤ量が元に戻るとストンと発現量が下がっていました。私たちの予想とぴったり合う動き方をすることがわかりました。

非常に早い取り込み

アレッシアと私がこれでいけると思った最初のデータは、マウスの肝臓の細胞から得られました。肝臓の細胞では、約一分でＮＭＮを非常に素早く取り込むのですが、この遺伝子を壊すと

ＮＭＮがまったく取り込まれなくなります。

ＮＲ派の主張に反論するために、細胞内のＮＲにリン酸基をつけてＮＭＮにする酵素を壊してみました。この酵素がなければ、細胞内のＮＭＮは検出しなくなるはずですが、関係ありませんでした。

さらに、普通はＮＭＮを取り込まない細胞でも、このトランスポーターを発現させると、ＮＭＮを数分で取り込むようになることがわかってきました。このトランスポーターを壊したマウスも作りました。そのマウスの肝臓の細胞ではＮＭＮを取り込むことができなくなっていること、またそのマウスの小腸でＮＭＮの取り込みが落ちてＮＡＤ合成量が下がってしまっていることがわかりました。ほかにも補強する実験をいくつも行い、このトランスポーターがＮＲでなく、ＮＭＮを特異的に取り込んでいることを証明しました。こうして、膨大な量のデータを出して、ＮＭＮトランスポーターの存在を証明したのです。

この論文はかなり物議を醸しました。実際、ＮＲ派の研究者からこの論文に対する反論が出されたりしました。私たちはその反論にも丁寧に回答して、その反論の反論を発表したのです。今までの私たちの研究の歴史を振り返ると、このＮＭＮトランスポーターの存在が受け入れられるようになるのに、おそらく五年から一〇年かかるだろうと思います。新しい概念が受け入れられるためには、ある程度の年月が必要なのです。

ＮＭＮトランスポーターの発見は、また別の重要なことも教えてくれています。生物は、全身であらゆる方法を使い、ＮＡＤ量を保とうとしているのです。一つの道筋が働かないと、別の道筋で、何とかＮＡＤを合成しようとします。この複雑な仕組みを追究していくと新しい発見があると私は確信しています。

たとえば、老化研究の分野では、歳を取るとＮＡＤが下がってくることが今や共通認識になってきました。ハエも線虫もマウスも老化でＮＡＤが下がります。そして、ＮＡＤが落ちることが様々な老化の兆候に大きな役割を果たすとわかってきました。つまり、ＮＡＤの低下が老化の根本的なメカニズムの一つになっているということです。ＮＡＤは小腸でも落ちます。それに呼応するようにトランスポーターの発現が上がります。

老齢マウスでは、ＮＡＤ量が落ちるとトランスポーターの発現が上がるため、老齢マウスにＮＭＮを与えると、実は、その取り込みの度合いは若いマウスよりも高い、ということがわかってきました。また、ＮＭＮトランスポーターの働きを強める物質があるらしいこともわかってきています。

そこで二〇一九年から、日本医療研究開発機構（ＡＭＥＤ）のプロジェクトで、ＮＭＮトランスポーターの研究が始まりました。ＮＭＮトランスポーターの働きを高めて、老化に伴って起こってくる症状や病気を治療しようというプロジェクトです。ＮＭＮトランスポーターに関しては、これからどんどん新しい結果が得られていくだろうと思います。

酵素の量で寿命が予測できる？

二〇一九年にはまた、研究室の中で「ドラキュラの秘密」と呼んでいる論文を発表しました。もちろん冗談で、正式なタイトルは違いますが、なぜドラキュラなのか、その理由はのちに説明します。

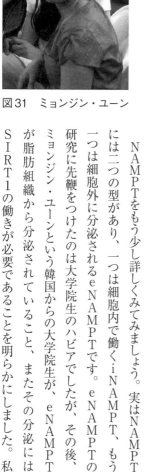

ここまでみてきたように、加齢に伴い体内のＮＡＤが減少していくことが様々な組織や臓器の働きの衰えにつながると確認されてきました。哺乳類でＮＡＤを合成する主要な経路では、ＮＡＭＰＴという酵素が、ビタミンB_3の一種「ニコチンアミド」をＮＭＮに変えるのですが、このＮＡＭＰＴの量が減ってきてしまうことが、ＮＡＤ減少の一因であることがわかっています。

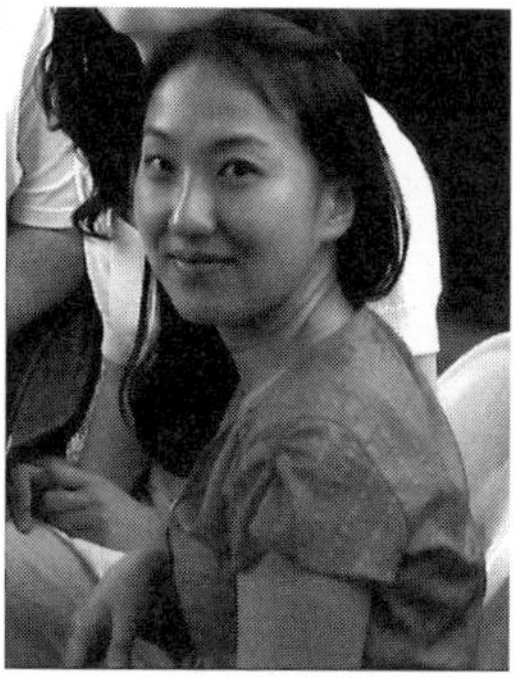
図31　ミョンジン・ユーン

ＮＡＭＰＴをもう少し詳しくみてみましょう。実はＮＡＭＰＴには二つの型があり、一つは細胞内で働くｉＮＡＭＰＴ、もう一つは細胞外に分泌されるｅＮＡＭＰＴです。ｅＮＡＭＰＴの研究に先鞭をつけたのは大学院生のハビアでしたが、その後、ミョンジン・ユーンという韓国からの大学院生が、ｅＮＡＭＰＴが脂肪組織から分泌されていること、またその分泌にはＳＩＲＴ１の働きが必要であることを明らかにしました。私

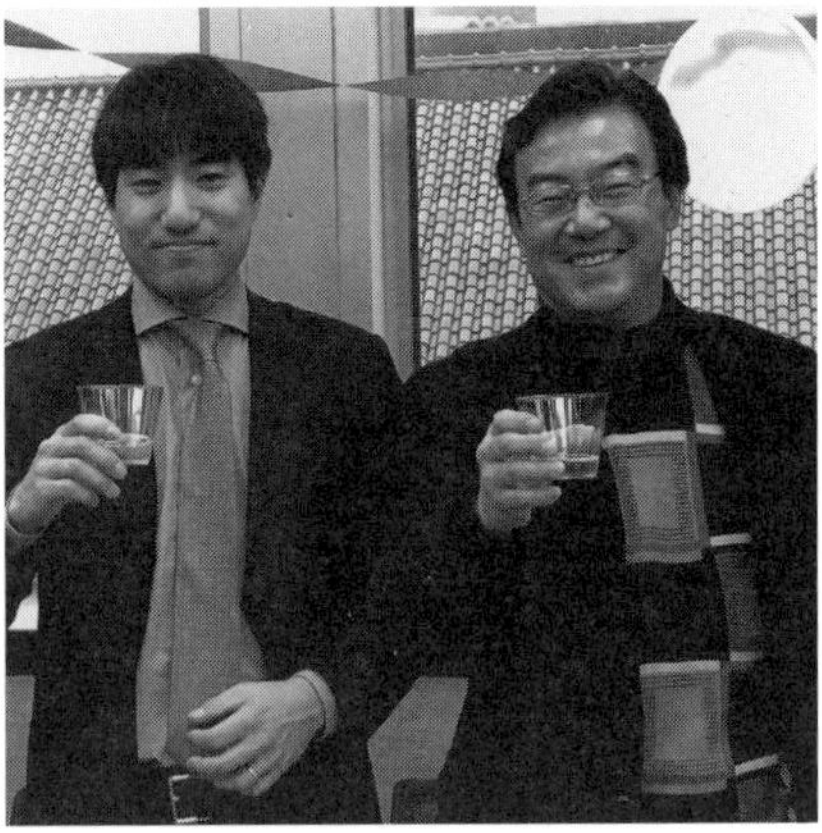

図32　吉田光邦君と。学位審査後に。

の研究室では大学院生も大きな研究を手がけてきていますが、この結果は二〇一五年に発表されています［図31］。

そして、eNAMPTと老化の関係に興味をもったのが、M.D./Ph.D.コースの大学院生、吉田光邦君、通称ミツでした。ミツは世界一流の研究者をめざして、高校生の時に単身アメリカに渡ってきた猛者です。学業も優れていますが、剣道も有段者という文武両道です。今では三人の娘さんのいるお父さんです［図32］。

ミツは、eNAMPTが脂肪組織から「細胞外小胞EVs（Extracellular Vesicles）」の中に封入されて血液中に分泌されていることを発見しました。EVs中のNAMPTも老化に伴って減っていきます。マウスで血液中のeNAMPTの量を測定してみたところ、六カ月から一八カ月になると、オスで七四％、メスでも三三％減少することがわかりました。

驚いたことに、ある時点で、老齢マウスの血液中のeNAMPTの量を計測し、その後、どのくらい生きたかを調べると、強い相関関係があることがわかりました。eNAMPTの量が多いほど長生きする傾向がありました。これはすなわち、ｅＮＡＭＰＴの量であとどれだけ生きられるか、ある程度、予測ができることを意味しています。

ヒトでも血液中のｅＮＡＭＰＴの量が加齢とともに減っていくことが確認されています。マウスの実験結果がそのままヒトにもあてはまるかどうかはわかりませんが、あてはまらないといい切る理由もありません。ヒトで血液中のｅＮＡＭＰＴの量を測定すると、これから先、長生きできるかそうでもないか、予測できるかもしれない。もちろん、ヒトの余命を予測することがいいことなのかという問題は別にあります。これは科学だけの問題では収まらないと考えています。

ドラキュラの秘密

私たちは、ｅＮＡＭＰＴの働きを調べようと、脂肪組織の中でＮＡＭＰＴをたくさん作り、老化しても血液中のｅＮＡＭＰＴが減らないマウスを遺伝子操作して作りました。ＡＮＫＩ(adipose tissue-specific Nampt knock-in) というマウスです。ＡＮＫＩマウスは、月齢二四カ月でも、同じ月齢のマウスに比べて、血液中のｅＮＡＭＰＴの量が三倍ほど高く保たれていました。それにより、老化しても、いろいろな組織や臓器のＮＡＤ量がより多く保たれるマウスになっています。ミツは、このＡＮＫＩマウスが老化した時にどのようなことが起こるのかを詳しく調べました。はたして、ｅＮＡＭＰＴに抗老化作用はあるのでしょうか。

ＡＮＫＩマウスと普通のマウスを比べると、若い時には差が出ません。しかし、絶食させると差が出ました。四八時間絶食させると、普通のマウスはじっとしていますが、このマウスはちょこちょこ動きます。脳でＳＩＲＴ１の働きを高めるように遺伝子操作したＢＲＡＳＴＯマウスと同じです。サバイバル能力が高いということです。

絶食している時だけでなく、様々な体の特徴について、差が開いてくるのは月齢一八カ月以降でした。ヒトでいうと、六十〜七十代というところでしょうか。

若いマウスはケージ内の遊具ホイールを回すのが好きですが、だんだん歳を取ると回せなくなってきます。ところが、ＡＮＫＩマウスは、老齢になっても活発にホイールを回します。マウスは夜行性ですから夜になると動きます。ＡＮＫＩマウスは、老齢でも若いマウスと同じくらい活発で、だいたい一年若いマウスと同じような身体活動をしていました。寿命が二〜三年のマウスにとって一年の差は大きいです。ヒトでいうと、六十代が三十代のような活動をするのにあたります。

睡眠が細切れにならず、睡眠の質が高いことも特徴です。糖の刺激に対してインスリンを分泌する能力が高い、網膜の視神経細胞の機能が保たれている、記憶・学習能力が高いなど、様々な抗老化作用を示しました。

活動をコントロールするのは脳の視床下部、認知機能は脳の海馬の働きが重要です。老齢ＡＮＫＩマウスの脳では、それらの領域のＮＡＤが上昇していました。

さて、気になる寿命ですが、ＡＮＫＩマウスの中間寿命は、メスで一三％延びました。オスでは差がありませんでした。中間寿命は集団の半分が死ぬ月齢で、健康状態が改善されると延びることから健康寿命と呼ばれることもあります。数々の抗老化作用が出ていることから考えて、健康寿命が延びていることは間違いありませんが、最大寿命は延びませんでした。ある意味、「ピンコロ」に近づいたといえなくもありませんね。

ここでミツは、若いマウスから老いたマウスにｅＮＡＭＰＴを移したらどうなるのか、と考えました。先に少し述べましたが、この酵素はそのまま血液中をめぐっているのではなく、細胞外小胞（ＥＶｓ）という膜の構造に封入されています。ＥＶｓは血液によって運ばれ、視床下部などターゲットの組織に達すると、そこの細胞膜に融合して、ｅＮＡＭＰＴを細胞の中に放出するのです。そこで、ミツは若いマウスの血液からｅＮＡＭＰＴをたっぷり含んでいるＥＶｓを取り出し、二六カ月の高齢マウスに一週間に一回、三カ月間注射して、どうなるかを調べたのです。

この実験の動画をみた人はびっくりします。三カ月後、つまり二九カ月のマウスは非常に高齢ですから、普通なら毛もぼさぼさしていて、動くのもゆっくり、よたよたしている感じです。ところが、若いマウスからＥＶｓをもらったご老体マウスは、ちょこちょこよく動いています。毛並みも違ってきて、つやつや、ふさふさしています。

さらに、驚くべき結果は、若いマウスからのＥＶｓを注射し続けたマウスの最大寿命が一六％も延びたことでした。中間寿命も一一％延びました。二六カ月という高齢から始めても、最大寿

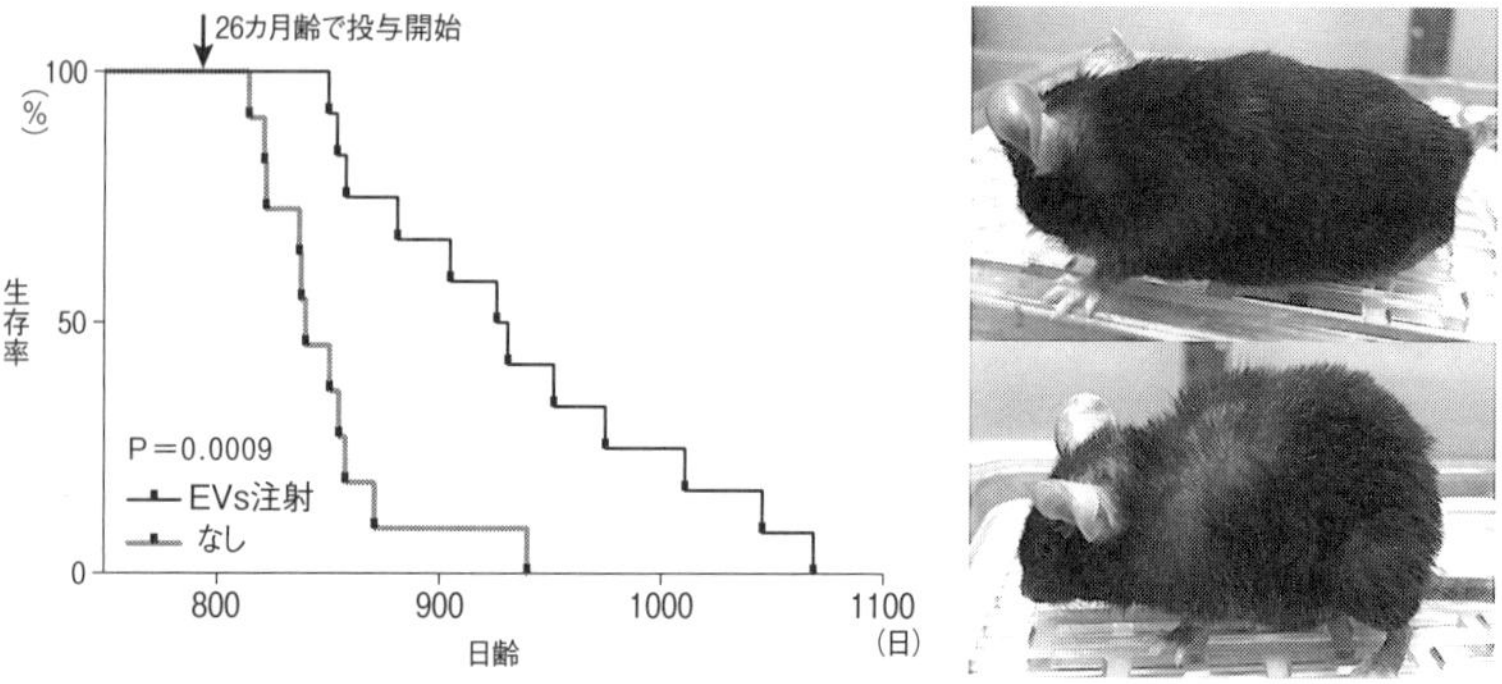

図33　eNAMPTを含んだEVsの投与によって延びた老齢マウスの寿命。右側の写真は、若いマウスから採取したeNAMPTを含むEVsを投与した29カ月齢のマウス（上）と、同月齢の対照群のマウス（下）。
最大寿命は16.3％も延び、eNAMPTを含んだEVsを投与したマウスは、毛並みがよくなり、よく動き回るようになった。
（出典：Yoshida, M. et al.(2019) Extracellular Vesicle-Contained eNAMPT Delays Aging and Extends Lifespan in Mice. *Cell Metabolism* 30（2）より。一部改変）

命を延ばすことができ、健康な状態を保つことができる。これはたいへんな結果です。世界中でニュースになりました［図33］。

それでは、ANKIマウスの最大寿命はなぜ延びなかったのでしょうか？　その理由は、脂肪が萎縮したからではないかと考えています。ヒトでもマウスでも、歳を取って、生涯の最後の頃になると脂肪が萎縮します。脂肪組織が人生の最後にぐっと落ち、萎縮してしまうのです。脂肪組織が萎縮してしまうと、おそらくeNAMPTを含むEVsの分泌量が落ちるのでしょう。だからこそ、若いマウスからeNAMPTをたっぷり含むEVsを取り出して打つと、見事に最大寿命が延びたのだと考えられます。

これはまさに、ドラキュラのメカニズムではないでしょうか。

映画などに出てくるドラキュラは、夜な夜な棺桶から起き出しては、若い女性の血を吸います。マウスではメスのほうが血中のeNAMPTが多い。ヒトでももし同じなら、若い女性の血中に多量のeNAMPTを含むEVsが含まれることになります。このeNAMPTを含むEVsは、ドラキュラの視床下部のNAD量を増やし、SIRT1を常に活性化させる結果、長寿を得ることになるというわけです。ドラキュラは永遠の命を保ち続けるために、若い女性の血を吸い続けないといけない理由がここにあるのかもしれません。ちなみに、大学院生の授業でこの話をジョークとして話したところ、ある女子学生から「このMe Tooムーブメントの時代に不適切なジョークである」といわれてしまいました。それで、それ以後私も気をつけて、授業や講演では、このジョークをいわないことにしました。

ドラキュラの物語は空想の世界ですが、実際のきちんとした実験で、若いマウスと老齢マウスの体を手術でつなげることによって、若い個体の体液を老いた個体へと循環させると、老化を防ぐような効果が出ることが知られています。この手法はパラバイオーシスといわれ、老化の研究ではしばしば用いられてきました。今回の発見がパラバイオーシスのメカニズムにあたるかもしれないと考えています。

血液の成分で老化が遅れることに注目した研究は米スタンフォード大学やハーバード大学のグループでも行われています。血液中のどの成分が効果を出すのか調べています。答えは一つではないかもしれません。

NADワールド

哺乳類の老化を制御するシステムの全体像がおぼろげながらみえてきたと感じた二〇〇九年頃から、「NADワールド」という概念をまとめ、パラダイムを提唱しました。それ以後、大きな発見があるごとにこの概念をバージョンアップしてきました。

1章で「ヘテロクロマチン・アイランド仮説」の説明をしましたが、こちらは細胞の中で起こる現象が老化を引き起こす仕組みについての説で、個体レベルで起こる現象が老化を引き起こす仕組みについては、このNADワールドという概念で説明できそうだと考えています。

NADワールドのオリジナル、今ではバージョン1と呼んでいますが、それは様々な代謝制御にかかわる哺乳類サーチュイン、とくにSIRT1と、NAD合成に必須の酵素NAMPTの二つが車の両輪のように協調的に働いて、老化のプロセスを生み出すのに重要な役割を果たしている、という説でした。NAMPTはNMNを作り出し、それが血液中をめぐり、様々な臓器に配られて、NAD合成とサーチュインの活性化を起こして、臓器の機能を制御する、しかし加齢によりNAD合成が全身で落ちてくるために、NADワールドが機能しなくなって老化が起こるというわけです［図34］。

サーチュインの活性にはＮＡＤが欠かせず、ＮＡＤの合成にはＮＡＭＰＴが必要です。とくにＳＩＲＴ1は、サーカディアンリズムを作り出す転写因子と相互作用してＮＡＭＰＴの発現を制御し、ＮＡＤのリズムを生み出しています。ＮＡＭＰＴがリズムに従ってＮＡＤ合成を上げると、ＳＩＲＴ1がそれに従って活性化するというメカニズムを基本に、ＮＡＤを保つための重層的なフィードバックが生体の安定性を支えるようになっている、それがＮＡＤワールドのシステムなのです。

そうだとすると、全身でＮＡＤが低下するようなことが起こった時に、まず最初に、もともとＮＡＭＰＴの量が少ない組織が機能低下を引き起こし、その影響がＮＡＤワールドのフィードバックの網目に従って広がっていくのではと予測しました。そういう老化のトリガーとなるような組織が、膵臓のベータ細胞と、脳の特定の神経細胞ではないかと考えたのです。

その後の研究で、脳の視床下部が老化の「コントロールセンター」で、そこでＳＩＲＴ1が重要な働きをしていることがわかりました。さらに視床下部の神経細胞から骨格筋をコントロールする信号が出て、神経と筋肉がつながる部分の構造を保つことが、筋肉を若く保つことに重要だとわかりました。そこで、現在はこの視床下部の特定の神経細胞群を詳しく調べて、その働きをコントロールすることで、老化のプロセスを制御できるかどうかをみています。

また、ＮＡＤがサーカディアンリズムを刻む「時計」として働くことで、様々な現象を時間的にもコントロールしています。視床下部の神経細胞も、そうしたコントロールを受けているのか

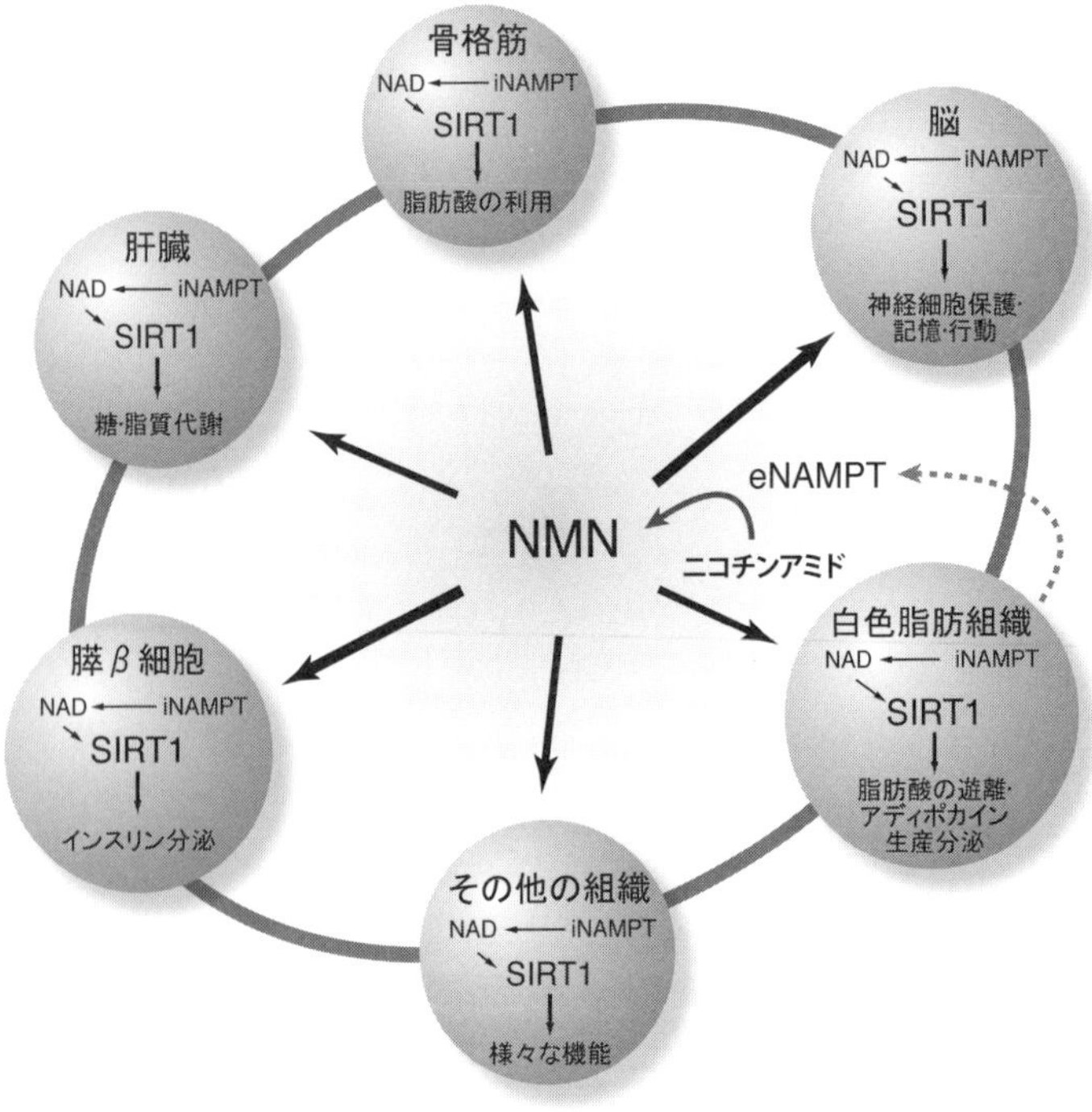

図34　NADワールド1.0
「NADワールド」は、代謝制御、生物学的なリズム、そして老化・寿命制御を結び合わせる全身のシステムのこと。様々な組織・臓器で代謝制御に関わる哺乳類サーチュイン、特にSIRT1と、NAD合成に必須な酵素NAMPT（細胞内にあるiNAMPTと、血中を巡っているeNAMPT）の二つが協調的に働くことによって制御されている。このシステムが、老化のプロセスを制御し、寿命を決定する、とするのがNADワールドの概念で、2009年に提唱された。
（出典：Imai, S. (2009) The NAD World: A New Systemic Regulatory Network for Metabolism and Aging – Sirt1, Systemic NAD Biosynthesis, and Their Importance, *Cell Biochemistry and Biophysics* 53より。一部改変）

もしれません。

もう一つの大事な発見は、脂肪組織が視床下部を支える重要な役割を果たしているということです。ｅＮＡＭＰＴを含む細胞外小胞（ＥＶｓ）を分泌している主要な組織は脂肪組織です。脂肪からＥＶｓが血液中に分泌されることにより、ｅＮＡＭＰＴが必要な組織に運ばれて取り込まれ、全身でＮＡＤ合成を保ち、老化と寿命の制御に重要な役割を果たしていることがわかりました。脳、とくに視床下部が、老化のコントロールセンターの役割を果たすと同時に、脂肪組織がその「モジュレーター」の役割を果たすということがわかったのです。

ここでもう一度、脂肪組織の重要性を強調しておきたいと思います。視床下部のＮＡＤとＳＩＲＴ１の働きを保つためには、脂肪組織で作るｅＮＡＭＰＴが重要な働きをするのです。遺伝子操作によって、脂肪組織だけでＮＡＭＰＴを作れないようにしたＡＮＫＯマウスは、視床下部のＮＡＤ合成量を保つことができず、身体活動が下がってしまいます。一方、遺伝子操作で脂肪組織のＮＡＭＰＴを増やし、血中のｅＮＡＭＰＴを高く保つＡＮＫＩマウスを作ったところ、多彩な抗老化作用が現れ、中間寿命が延びることがわかりました。

脂肪は敵だと思っている人もいるかもしれませんが、ＮＡＤワールドから導かれたこの一連の知見は、脂肪を減らしすぎるとよくないことを示しています。ちょっと「小太り」レベルの脂肪をもっているほうが老化に対抗するのに有利であることが予想されます。肥満までいくとよくありませんが、六十代になったらダイエットを気にせず、小太りで元気なほうがいいと私は思いま

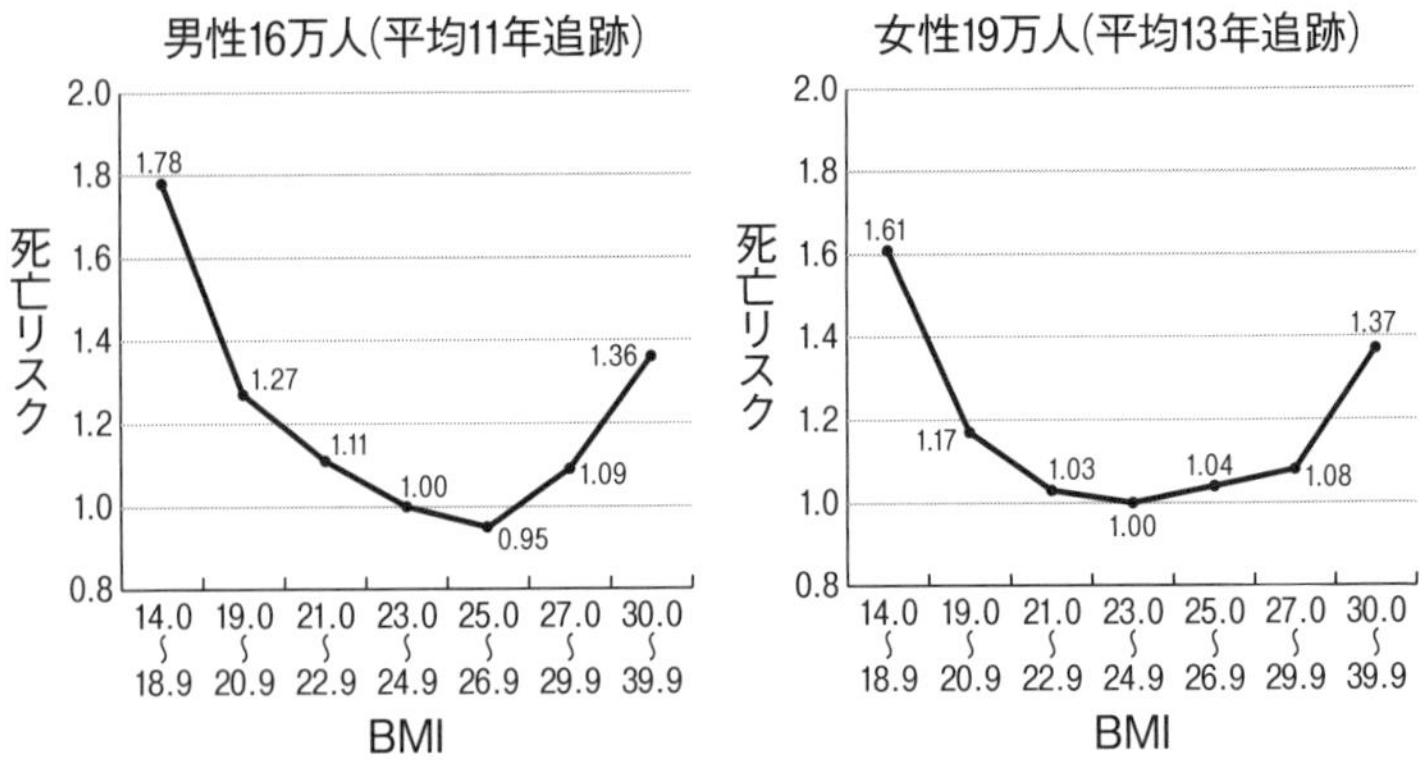

図35　BMIと死亡率の関係
（出典：Sasazuki, S. et al.(2011) Body Mass Index and Mortality From All Causes and Major Causes in Japanese: Results of a Pooled Analysis of 7 Large-Scale Cohort Studies. *J Epidemiol* 21（6）掲載のデータを元に作成）

す。実際に臨床現場では、こうしたことは経験的によく知られていました。ＢＭＩを横軸に、死亡率を縦軸にグラフを描くとU字型になり、ＢＭＩが低すぎるより少し高いほうが死亡率が最低になります。人種によらず、男性では二五〜二七前後、女性では二二〜二四前後です。手術後の合併症なども、少し小太りの人のほうが発症率が低いのです。おそらく、視床下部と脂肪組織の間のフィードバックによって、「老化寿命のコントロールセンターの機能を最大化する、最適な脂肪の量」というものがあり、それが「小太り」の状態に相当するのではないかと考えています［図35］。

　こうしたフィードバックは視床下部と骨格筋の間にもあるだろうと考えています。実際、交感神経を介した視床下部からのシグナルを受け取って、骨格筋はどうもホルモンのような因子を分泌しているようなのです。専門用語ではマイオカインと呼ばれるものですが、現在、それがどのようなフィードバックを作っているのかを知ろうとしているところです。そういう点で骨格筋は、NADワールドの中で、視床下部のシグナルを他に伝えていく「メディエーター」の役割を果たしているのだろうと考えています。

「コントロールセンター」としての視床下部、「メディエーター」としての骨格筋、そして「モジュレーター」としての脂肪組織が相互にコミュニケーションを取ることで、NADを中心とする生体の安定性が維持され、その変化と崩壊の過程が老化・寿命を規定するというのがNADワールド2・0です。そして今、NMNを即座に取り込んでいる小腸の働きを加えて、バージョン3にアップしようと、その新しいコンセプトを執筆中です。こうして、発展を続けるNADワールドの概念が、最初に設定した三つの謎にもある程度答えを与えてくれるようになっています［図36］。

しかし、まだ未知の部分もあります。eNAMPTを作って放出している組織は脂肪以外にもありそうです。重要な働きは複数の組織でバックアップ体制を取っているはずだと思います。

また全身のNAD合成量を保つために、eNAMPTによる経路と、トランスポーターを介して小腸から吸収され、全身に運ばれるNMNによる経路があります。二つのシステムが独立に働いて、いろいろな臓器・組織の機能が制御されていますが、実際には老化と寿命の制御にとって、どちらがどのくらい重要なのでしょうか？　組織、個体のレベルでNAD合成量を保つために私

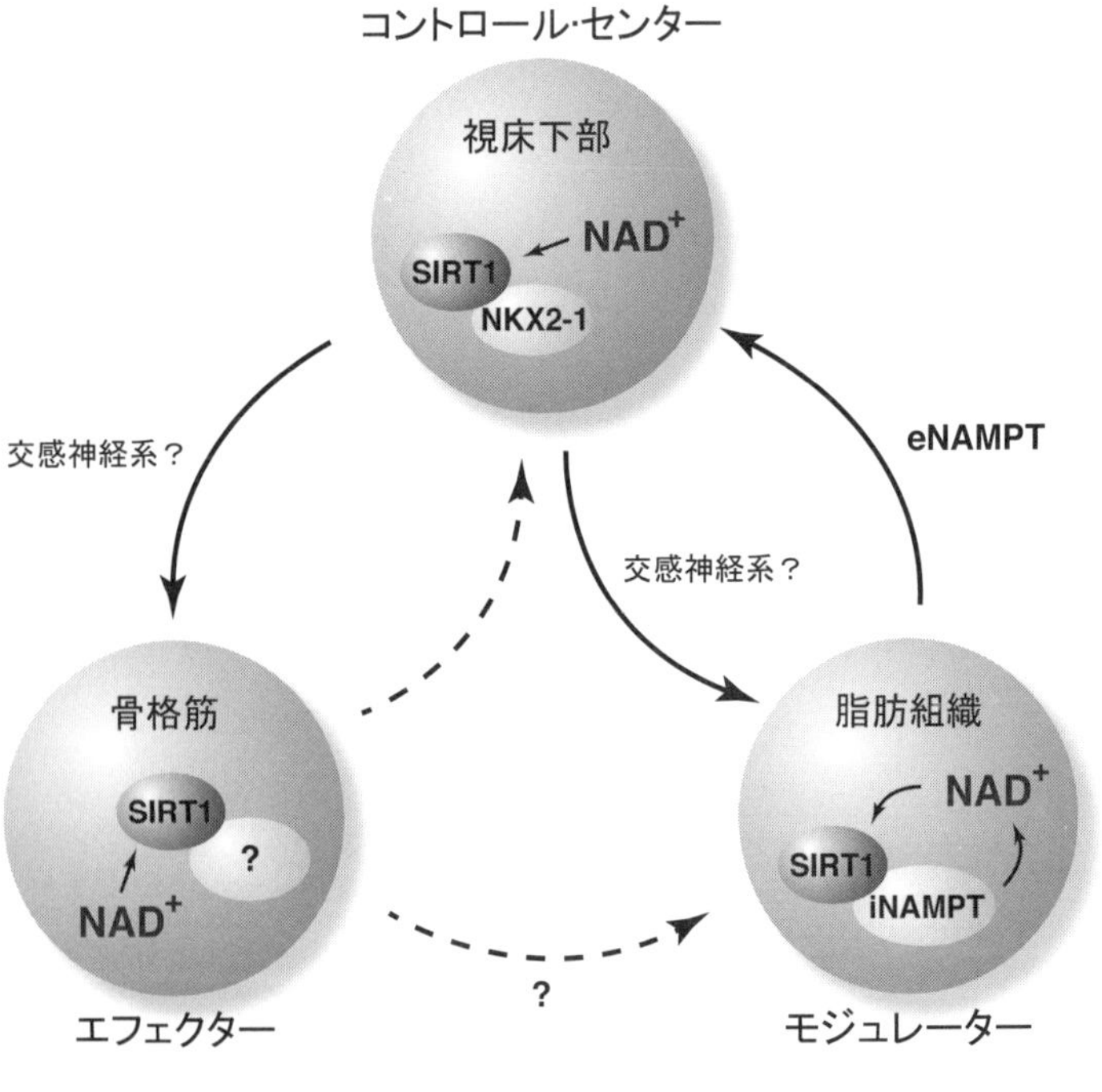

図36　NADワールド2.0
2016年に発表されたバージョン2.0では、三つの主要な臓器・組織が老化・寿命の制御に重要な役割を果たしている、と提唱された。「コントロールセンター」としての視床下部、「メディエーター」としての骨格筋、そして「モジュレーター」としての脂肪組織が、相互にコミュニケーションをとって、老化のプロセスを制御し、寿命を決定する、と考えられた。SIRT1は各部位で重要な役割を果たしており、視床下部ではNKX2-1というパートナーと一緒に働いている。
（出典：Imai, S. (2016) The NAD World 2.0: the importance of the inter-tissue communication mediated by NAMPT/NAD+/SIRT1 in mammalian aging and longevity control. *npj Systems Biology and Applications* 2より。一部改変）

たちの体はあらゆることをやっている、ということが次第に明らかになってきました。

ＮＡＤ合成量が下がると臓器の機能が下がって、病気になる可能性があります。そうならないように、システムのどこかの部分がエラーを起こしても、すぐに補完されるように何重もの仕組みが備わっているようです。体にとってそれほどＮＡＤが重要なのだと思います。ですから、ＮＡＤ合成量の低下が老化の重要なトリガーであるのは間違いないだろうと考えています。ＮＭＮトランスポーターが上がってくるなど、加齢に伴いＮＡＤ合成量が下がることに拮抗するシステムも働いています。これほどＮＡＤ合成量を保つことが重要だからこそ、ｅＮＡＭＰＴやＮＭＮが多彩な抗老化作用を示すのでしょう。

それでも、必ず、マウスもヒトも死にます。寿命を規定するメカニズムとは、いったい何なのでしょうか。

脂肪が萎縮することが重要なカギの一つかもしれない、と考えています。では萎縮はなぜ起こるのか。視床下部からシグナルが来るのか、それともそのシグナルそのものがだめになるのでしょうか。

個体の中で臓器はどのようにコミュニケーションを取って相互に働きを保つのでしょうか。どこか一カ所が悪くなることで、そのシステムが雪崩のように崩壊したり、減退したりするのでしょうか。ＮＡＤの観点から、こうしたことが次第にわかりつつあります。

二十年近くかかりましたが、哺乳類の老化寿命制御のシステムがおぼろげながらも理解できて、老化を防ぐために、ＮＭＮやｅＮＡＭＰＴを使う抗老化の方法論があることがみえてきました。老化の仕組みを理解することで、弱ってくる部分を高める「抗老化法」が具体的に考えられるようになってきたことに、私はわくわくしています。「抗老化」がもはやサイエンス・フィクション（ＳＦ）ではない時代がやってきているのです。

世界の老化研究は急速に様変わりし、パラダイムシフトが起こっています。これまで経験的に知られていたことのメカニズムが解明されつつあり、メカニズムに立脚した抗老化方法論ができつつある。次章以降で、私の研究だけでなく世界の状況をみてみることにしましょう。

6章　世界の老化研究最前線

投資家も注目

これまで主に私の研究について述べてきましたが、視点を広げてみましょう。

今、世界の投資家が老化研究に注目しています。学会発表にスーツ姿の投資家が現れるようになりました。彼らはビジネスのタネを探し求めて、ハエやマウスを使った研究についての専門的な議論を真剣に聞いています。興味を覚えると研究者に近づき名刺を渡しています。

老化のプロセスを制御して健康寿命を延ばすなど、十年前はSFの世界の話でした。しかし、今や実現可能な話になりつつあるのです。そこに投資家が目をつけるのは当然でしょう。二〇一三年にグーグル社が老化研究に特化したベンチャー「キャリコ」を設立したのをはじめ、IT関連企業からの投資も盛んです。この世界に巨額のマネーが流れ込むようになり、海外ではベンチャーもつぎつぎと生まれ、老化研究の最前線が劇的に変化しています。

老化や寿命の制御に重要な役割を果たすメカニズムが見つかったことで、それを標的にする抗老化方法論の開発をめざし、今、世界中が動いています。かつて一九八〇年代にがん細胞が増える仕組みが分子レベルで解明されたことで、一九九〇年代以降、ピンポイントでその仕組みにかかわる分子を標的にした抗がん剤がつぎつぎと開発された状況を彷彿(ほうふつ)とさせます。完全に老化のメカニズムが解明されていなくても、すでに臨床研究まで進んでいるものもあります。基礎研究が臨床応用に直結する時代が来ているのです。まずラパマイシン、メトホルミン、ＮＡＤブースター、三つの事例を紹介しましょう。

ラパマイシン

免疫抑制剤として臓器移植の際などに使われる「ラパマイシン」に抗老化作用があると注目されています。免疫抑制剤と抗老化作用はにわかには結びつきませんね。少し研究の歴史を振り返りましょう。

一九六〇年代、新薬の種を求めていた研究者たちが、先住民の言葉で「ラパ・ヌイ」と呼ばれるイースター島に渡りました。当時は、様々な場所で採取した微生物由来の物質から薬を作るこ

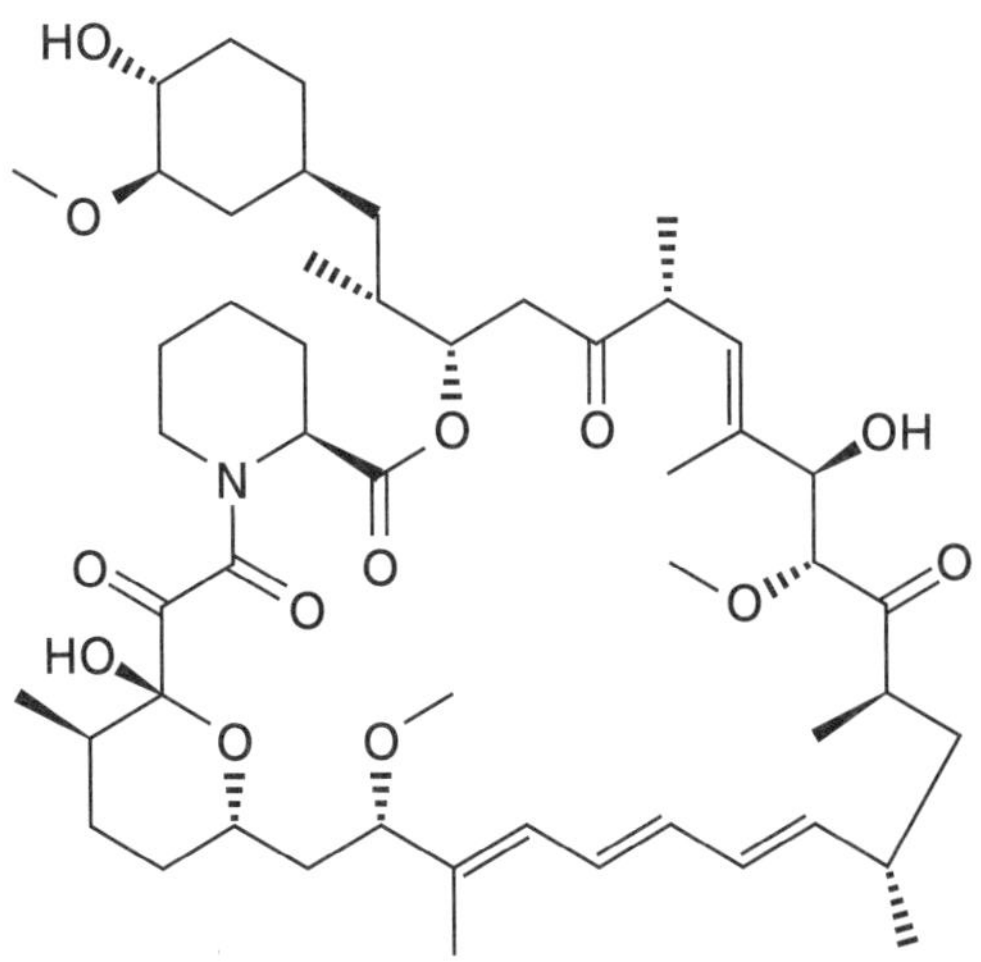

ラパマイシン

図37　ラパマイシンの構造式

とが創薬の主流でした。土を調べ、その中にいる土壌細菌の一種、放線菌に抗真菌作用のある物質をみつけ、地名に由来する「ラパマイシン」と呼ばれる薬ができました。水虫など真菌の薬として開発が検討されましたが、ラパマイシンには免疫を抑制してしまう副作用があることがわかり、開発が断念されました。しかし、これを逆手に取り、当初のもくろみとはまったく別に、臓器移植の際の拒絶反応を抑える免疫抑制剤が開発されました［図37］。

　ラパマイシンの作用について詳しい仕組みを明らかにしたのは、スイスのバーゼル大学のマイケル・ホール教授らでした。彼らは酵母を使って研究をしていたので、「ヒトの免疫を抑える仕組みを酵母なんかで解明できるのか」といぶかしむ人もいましたが、ホール教授は解明できるはずと考えて挑戦しました。ラパマイシンは真菌に対する作用でみつかった薬ですから、酵母にも何らかの作用を及ぼすと考えたわけです。案の定、ラパマイシンを酵母に作用させてみると、酵母の増殖サイクルを異常にすることがわかりました。ヒトの免疫を抑制するということは、免疫細胞が反応しないようにするということですから、ラパマイシンは、ヒトと酵母の細胞で共通する何らかの仕組みに影響を与えているのだろうと考えられました。

彼らは実験を重ね、それまで知られていなかった二種類の遺伝子がラパマイシンの標的だと突き止め、それらをTOR1とTOR2と名づけました。TORはターゲット・オブ・ラパマイシンの略語です。ドイツ語で「扉」という意味もあるそうです。論文は一九九一年に『サイエンス』に発表されました。

ホール教授たちは、酵母のTORが細胞内でどんな役割を果たしているのか粘り強く探り続けました。最初は細胞増殖の制御にかかわると考えられましたが、そうではなく、細胞内のたんぱく質、脂質、核酸などの分子の合成にかかわっているとわかりました。細胞内の栄養やエネルギーの状態を検知して、細胞の「数」を増やすのではなく、分子の合成を通じて細胞を「成長」させることにかかわるたんぱく質だったのです。さらに、このたんぱく質はほかの多数のたんぱく質とくっつき、複合体を作って働くこともわかりました。

一方、一九九一年の論文でこの遺伝子の塩基配列が明らかにされるや、ただちに、ほかのグループが酵母以外の生物でこの遺伝子があるかどうかを調べ始めました。すぐに哺乳類でも似た配列の遺伝子があることがわかり、哺乳類版のｍＴＯＲがみつかりました。当初、このｍは哺乳類（mammalian）を表すものでしたが、その後、機能的（mechanistic）という意味を表すものとして、このたんぱく質のなかま（ＴＯＲファミリー）を呼ぶ名称になりました。

ハエでもＴＯＲ遺伝子がみつかり、ＴＯＲの役割が調べられました。ハエの実験では、ＴＯＲ遺伝子に変異があると、長寿になることがわかりました。ＴＯＲ遺伝子の変異でＴＯＲの働きが抑えられると長寿になるのなら、ラパマイシンでＴＯＲの働きを抑えれば、同じように長寿になるのではないかと推定できます。実験をしてみると、果たしてそうでした。ラパマイシンは、線虫やマウスの寿命も延ばしました。中でもマウスの寿命が延びたという論文は、ラパマイシンの期待を高めるのに決定的でした。

ラパマイシンのマウスの寿命に対する効果については、三つのグループが独立に検証して、それぞれマウスの老化を遅らせ、寿命を延ばすことができると証明しました。二〇〇九年、英科学誌『ネイチャー』に合同で論文が発表され、ラパマイシンと寿命の関係が注目を集めることになりました。検証したのは、メイン州で実験マウスをたくさん管理しているジャクソンラボラトリー、ミシガン大学、そしてテキサス大学サンアントニオ校ヘルスサイエンスセンターで、いずれも老化研究で有名な研究グループです。

『ネイチャー』に発表されたこの研究は、米国立加齢研究所（ＮＩＡ）が管轄するＩＴＰ（インターベンション・テスティング・プログラム）の資金によってなされたものでした。ＩＴＰは、様々な物質が老化や寿命に与える影響を系統的に動物実験で調べています。ＩＴＰの特徴は、三つの異なる機関がそれぞれ独立に検証することにあります。一つの研究グループが出した結果より信頼性が格段に高くなりますから、すぐれた研究戦略です。ＮＩＡは莫大な予算をかけてシステマティックに仮説を検証して、データを蓄積しているのです。

二〇一四年には、このＩＴＰからの続報として、同じ三つのグループが再び共同で、ラパマイシンの濃度が高いほどマウスの中間寿命がより長く延びたこと、またその効果には性差があって、メスのほうで顕著であったことを報告しました。薬の試験で、使用した量に従って特定の効果が出るということは、特定の効果がその薬の作用によるものであることを強く示すことになります。

ラパマイシンには老化に伴う体の働きの低下や病気の始まりを遅らせる効果もありました。脳、腎臓、筋肉、心臓、免疫系の機能を改善しました。さらに重要なのは、中年や老年になってからラパマイシンを与えても、寿命を延ばす効果があったことです。

大手製薬会社ノバルティスはラパマイシンの「誘導体」を開発しました。誘導体は、もとの化合物の分子をわずかに変えて効果を高めたり毒性を減らしたりすることを目的に、薬を開発する時によく合成されます。ラパマイシンの誘導体はラパローグと呼ばれています。これを高齢者に投与すると、インフルエンザワクチンの効果が高まるという臨床研究を、同社は二〇一四年に発表しました。免疫の働きがよくなったことを示唆する結果です。

動物実験の寿命延長効果だけでなく、ヒトの免疫系にも働くという成果が発表され、ラパマイシンに対する関心は高まり、現在ラパローグの研究が盛んに行われています。インフルエンザワクチンとラパローグの研究を主導したジョアン・マニック博士は、その後ｒｅｓＴＯＲｂｉｏというベンチャー会社を設立して、そこでさらにラパローグの研究と開発を続けています。

ドッグ・エイジング・プロジェクト

ラパマイシンに関しては面白い研究が現在進行中です。ワシントン州シアトルにあるワシントン大学のグループによる「ドッグ・エイジング・プロジェクト」です。リーダーは、マット・ケーバレン教授で、かつて私がＭＩＴにいた頃、彼は同じギャランテ研究室で大学院生として研究に励んでいました。今でも同じ老化研究分野の友人として交流があります。マットは犬が好きで、自分の家でも、たしか二匹ほど飼っていたのではないかと思います。彼の研究室は主に酵母と線虫が主流なので、おそらくこのプロジェクトは彼が犬好きであるところから思いついたのではないでしょうか。

ドッグ・エイジング・プロジェクトでは二つの研究が同時進行しています。一つは、家庭で飼われている一万匹の犬の生涯にわたる健康状態を追い、老化や寿命に影響を与える遺伝子や環境要因を探るものです。ヒトなら百年かかる研究ですが、イヌの寿命は八〜九年なので十年ですみます。この研究は、イヌの飼い主である市民に参加してもらって進めているそうです。

もう一つが、ラパマイシンをイヌに与えて、マウスと同じように老化が遅れたり、寿命が延びたりするかどうかを検証する研究です。二〇一七年に、約七～一一歳くらいの二四匹のイヌに一〇週間、免疫抑制効果が出ないくらいの低用量のラパマイシンを与えた研究の結果が報告されました。この研究では、深刻な副作用は認められず、心臓の機能、とくに全身に血液を送り出す左心室の機能を改善する効果が認められました。この研究が今後どうなるのか、これから出てくる長期の結果が楽しみです。

ラパマイシンは、抗老化法の研究対象として、とても有望だと考えられています。ただし、まったく課題がないわけではありません。一つはヒトで下痢などの副作用が知られており、副作用を抑えるものはないかという観点からもラパローグが探られています。

また、ラパマイシンの濃度にもよりますが、長く投与するとインスリン感受性が低くなる「インスリン抵抗性」の問題が出てきます。これは、血糖値を下げるインスリンはあるのに、体がインスリンを感知しにくくなるという問題です。ｍＴＯＲは、まわりに複数のたんぱく質がついた複合体となって働きますが、この複合体は二種類あります。ｍＴＯＲ複合体を構成する主要なたんぱく質は同じですが、まわりにくっつくたんぱく質が違うのです。ラパマイシンを短期間に使用する分には、そのうちの一つの複合体（ｍＴＯＲＣ１）にだけに働き、問題がありません。ところが長期に使うと、もう一つの複合体（ｍＴＯＲＣ２）に作用して、インスリン抵抗性など、

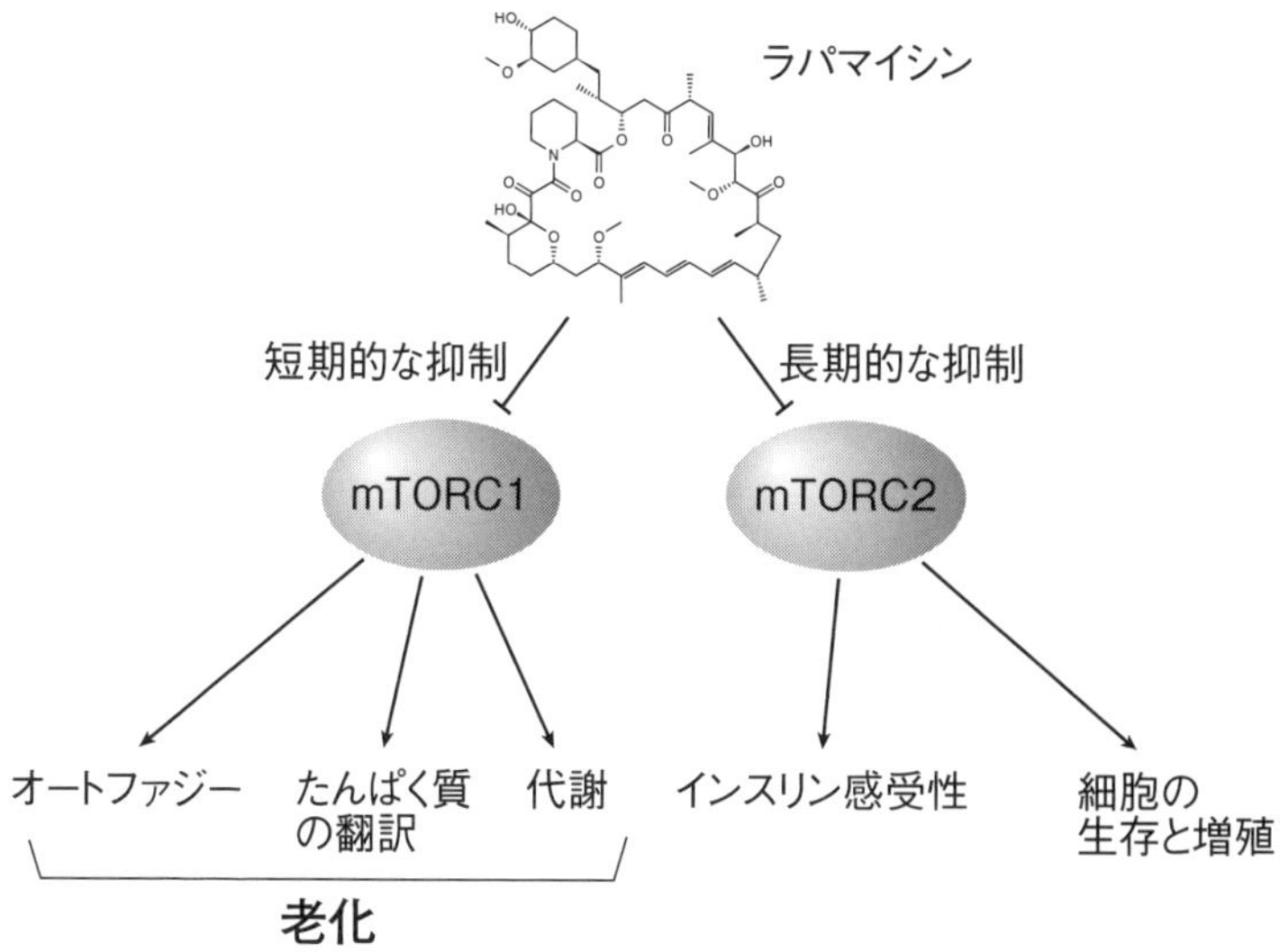

図38　ラパマイシンの働きと、mTORC1とmTORC2の作用の違い

都合が悪いことが起こるのです。そこで、問題がないほうの複合体にだけ働くラパローグを作ろうと試みられています【図38】。

ラパマイシンが抗老化に効くメカニズムとはどんなものでしょう。ｍＴＯＲの細胞の中での役割の一つは、たんぱく質合成の制御でしたね。たんぱく質合成は、ＤＮＡが転写されたｍＲＮＡの暗号を使ってなされます。ｍＲＮＡの暗号がアミノ酸と対応し、アミノ酸がつながってたんぱく質になります。ＤＮＡ、ＲＮＡの塩基配列が、アミノ酸の配列という別の言語に置き換わる過程なので、たんぱく質合成を「翻訳」ともいいます。ｍＴＯＲが翻訳を制御するきっかけは、細胞の中にあるアミノ酸に対する応答です。とくに分岐アミノ酸と呼ばれるロイシン、イソロイシン、バリン、さらにメチオニンなどに反応して、これらの量を検知して、たんぱく質の翻訳を活発にする制御をしているようです。細胞の中でも非常に基本的な働きであるといえるでしょう。

ｍＴＯＲの働きをラパマイシンで抑えると、たんぱく質合成が少し落ちる状態になります。この作用が抗老化に結びつくという現象は見つかりましたが、どの臓器でｍＴＯＲを抑えることが重要なのかはわかっていません。ラパマイシンは全身に行きわたりますが、本当に重要な働きをしているのは、脳なのでしょうか、それとも肝臓や筋肉でしょうか。こうしたメカニズムについてはマウスを用いて詳しく調べていかなければなりません。また、副作用はどうなのか、イヌでじっくり調べてほしいとも思います。重要なのは、これからの詳細な研究と評価です。

また、ｍＴＯＲの働きと抗老化がなぜつながるのか、その意味については8章で詳しく考えたいと思います。

糖尿病治療薬で抗老化

土壌細菌からみつかった薬に動物の寿命を延ばす効果があったことを紹介しましたが、ライラックの花由来の薬にも抗老化作用がある可能性があります。糖尿病の治療薬「メトホルミン」です。糖尿病の薬として六〇年以上、使われてきました。価格も安く、米国では糖尿病薬の第一選択肢となっています。メトホルミンは長い間使われてきた実績があるので、安全性については確認ずみといえるでしょう［図39］。

メトホルミンは、様々なたんぱく質をリン酸化して活性化する、ＡＭＰ活性化プロテインキナーゼ（ＡＭＰＫ）という酵素の働きを上げるとされています。ＡＭＰＫはアデノシン・モノフォスフェート（ＡＭＰ）という核酸の一種によって活性化され、運動に対する反応や、脂肪酸の代謝などの重要な代謝過程を制御している酵素です。

ただし、メトホルミンはＡＭＰＫに直接作用するだけでなく、ほかにも作用をしているらしく、それはもっと複雑であることが最近わかってきました。

メトホルミンについても、ラパマイシンと同じように、三つの機関で独立に老化や寿命への効果を評価するプログラム、ＩＴＰによって検証されました。その結果、オスのマウスでわずかながら寿命を延ばす作用があると確認されました。メスのマウスでは効果がありませんでした。また別のグループが、加齢で起こる様々な組織の衰えを改善する作用があることも報告しています。

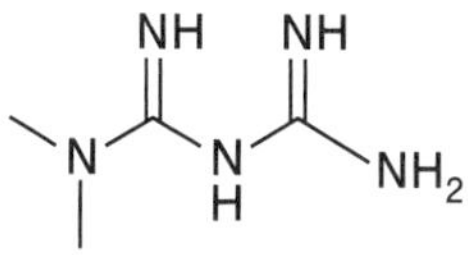

メトホルミン

図39　メトホルミンの構造式

米アルバート・アインシュタイン医科大学のニア・バージライ教授は、メトホルミンがヒトの老化を食い止める効果があるかどうかを調べる臨床研究を立ち上げようとしています。メトホルミンには加齢とともに増えていくがん、心疾患、アルツハイマー病などの発症を遅らせるという報告がありますが、本当に老化を遅らせる作用があるのかを検証して、健康寿命を延ばすことができるかどうかを調べるプロジェクトです。「ターゲティング・エイジング・ウィズ・メトホルミン」の略で「TAME（テイム）」と呼ばれています。

このプロジェクトには、抗老化薬のあり方を考える意味もあります。米食品医薬品局（FDA）は、老化のプロセスは自然の変化で病気ではないので創薬の対象にならないという姿勢を取っていました。TAMEを実施することで、「老化制御」という範疇（はんちゅう）の薬を新薬承認プロセスの土俵に上げられるか、どのようなデータを検証すれば認められるのかについても検討していくことができるだろうとバージライ教授は考えているようです。

加齢に伴う様々な臓器の機能不全、病態の原因を広く改善する薬の効果を検証するとしたら、これまでの病気の治療薬のように、特定の症状をどれだけ改善するかといった基準では評価できないでしょう。新しい評価法作りも課題になっていくことでしょう。

サーチュインの活性化

もう一つ注目される抗老化法開発の標的は、サーチュインです。ハーバード大学のディビッド・シンクレア教授が、サーチュインの活性化剤をみつけて、「サートリス」というベンチャーを二〇〇五年に作りました。サートリスは、二〇〇八年に英大手製薬企業グラクソ・スミスクライン社（GSK）に七億二千万ドルで買収されて、ニュースになりました。その後、GSK社内で開発が打ち切られたのかどうか詳細はわかりませんが、薬の話は表に出てこなくなりました。シンクレア教授がサーチュイン活性化剤の一つとして上げ、話題になったのが「レスベラトロール」です。赤ワインにも含まれているということで、赤ワインをたくさん飲めば長生きできるのかと誤解した人もいました。お酒をたくさん飲むと肝臓などに悪影響があることを忘れてはいけません。その後、レスベラトロールの効果が詳細に調べられたのですが、マウスではある程度効果が認められるものの、ヒトではほとんどの場合効果がないということで、あまり騒がれなくなりました。

そのかわり、この数年で急速に浮上したのが、NADブースターと呼ばれる物質です。体内のNADの量を増やすことで、サーチュインを活性化しようという戦略です。

5章でも述べたように、最近になって加齢に伴い、線虫、ハエ、マウス、さらにヒトでも体の中のNADが減ってしまうことがわかってきました。それが様々な組織の機能不全、老化に伴って起こる病気の原因につながることが明らかにされ、「NADの減少が老化の重要な原因となる」ことが共通認識になりつつあります。

体内のNAD量が下がる理由は、二つあります。一つは、NADの合成量が下がることです。合成するための酵素NAMPTの量が下がることが主な原因と考えられています。また慢性炎症によってもNADの合成量が下がるでしょうし、組織の障害によっても下がるでしょう。

もう一つはＮＡＤの消費量の上昇です。ＤＮＡに傷がついたりすると、その傷を修復しようとしてＮＡＤが消費されます。また炎症を起こすのに重要な働きをしているマクロファージという細胞でも、加齢とともにＮＡＤを壊す酵素の量が上がってきます。このように、合成の低下と消費の上昇で、ＮＡＤの量がどんどん下がります。

ならば、ＮＡＤ量を上げてやればいいというのはシンプルな考えです。体内でＮＡＤに変化する物質として注目されるのが、ＮＭＮとＮＲです。どちらも、もともと体内に存在している物質で、それぞれの物質について数多くの研究が行われています。ＮＲについてはすでに、ヒトを対象にした研究がいくつもなされ、論文が報告されています。ＮＲを飲ませると、とくに目立った副作用はなく体内のＮＡＤ量が上がることがわかっています。しかしその一方で、今のところＮＲを飲むことによって、これといった効果は報告されていません。マウスでは効果があることが、必ずヒトにあてはまるとは限りません。今後の研究で、こういう病気の人、こういう体質の人といった条件によっては効果が認められるかもしれません。

ＮＭＮについては、私の所属するワシントン大学で二〇一七年から行われてきた臨床研究の結果がつい最近発表されたところです。手前味噌かもしれませんが、最近はこうした事情から、ＮＲよりＮＭＮのほうが注目されるようになってきているようです。

これまでみてきたように、ラパマイシンやラパローグによるｍＴＯＲの抑制、メトホルミンによるＡＭＰＫの活性化、ＮＡＤブースターによるサーチュインの活性化と「抗老化方法論」の役者がそろってきました。何が最もよい方法か、そう遠くない将来に多くのことがわかってくると思います。

7章　細胞老化

細胞寿命と老化

　薬によって細胞内の働き方を変えて抗老化をめざす方法のほかに、体の中から老化細胞を取り除いてしまう抗老化法が、最近、研究者ばかりでなく、投資家からも熱い視線を集めています。そんなことが本当にできるのかと思う方もあるかもしれませんが、「セノリティクス」と呼ばれている薬物を使った方法で、臨床研究も始まっています。

　セノリティクスの話をする前に、老化細胞の研究を振り返りたいと思います。老化細胞の研究は、一九六一年にレナード・ヘイフリック博士が細胞分裂の限界を提唱した時にさかのぼります。ヘイフリック博士以前は、細胞は無限の寿命をもち無限に分裂すると信じられていました。アレクシス・カレル博士と共同研究者たちは、ニワトリの胚をバラバラにして得た細胞を三四年間、培養し続けることができたと報告しました。このことから、個体には寿命の限界があるが、細胞の寿命には限界はないと主張しました。細胞の分裂が止まるのは、培養に問題があるからだとみなされました。

カレル博士らの主張に異を唱えたのが、ヘイフリック博士です。細胞は一定回数分裂すると増殖を止め、特徴的な細胞の形や性質を示すようになる、という論文を書きました。細胞にも分裂回数でわかる老化現象があると主張したのです。最初は、投稿しても、カレル博士らの結果があるため、さんざんこきおろされて拒絶され、ようやく『エクスペリメンタル・セル・リサーチ』という専門誌に掲載されました。今では金字塔的な論文として、細胞老化の研究者が必ず読む「古典」になっています。

では、なぜカレル博士らは長期間、細胞を培養し続けることができたのでしょう。実験の方法をよく調べると、彼らは、培養する時に胚をすりつぶしたエキスを加えていました。その際に胚の中の新たな細胞が混じってしまったのではないでしょうか。今ではそう解釈されています。

体の中には自己再生力が高く、もしかしたら無限に近い増殖能力をもつ「幹細胞」がありますので、カレル博士のいうことは完全に間違いではないかもしれませんが、普通の「体細胞」については分裂限界があることが確実です。現在では体細胞について、カレル博士の主張は否定され、細胞には分裂回数で計測できる寿命があるということが常識になりました。

こうして、ヘイフリック博士の研究が端緒となって盛んになったのが細胞老化の研究です。若いヒトから取った細胞の増殖力が、歳を取ったヒトの細胞より高いという報告もなされて、細胞の寿命が個体の寿命を決定しているのではないかという考えが一九六〇～七〇年代に生まれました。

のちに研究が進み、年齢と細胞の寿命に必ずしも相関があるわけでないことがわかりましたが、細胞老化の仕組みを調べて個体の寿命の理解につなげようという研究は、一九八〇年代に続きました。本書前半で述べた私の学生時代の研究の背景にもそうした考えがありました。

テロメアバイオロジー

一九八〇年代末から九〇年代の細胞老化の研究で注目されたのが、染色体の末端にあり、細胞分裂のたびに短くなるテロメアの構造です。テロメア研究と細胞老化の生物学が結びついた形で研究され、テロメアの短縮が細胞老化を説明するのではないかと期待され、とても熱い分野になりました。テロメアの短縮を防いで抗老化を果たそうという米カリフォルニア州のベンチャー「ジェロン」も設立されました。

ところが、その後次第にわかってきたことは、細胞老化は、テロメアが短くなるだけではなく、その他の様々な要因によって起こるということでした。細胞老化は、放射線、酸化ストレス、がん遺伝子を強制発現させるなど、細胞にストレスをかけることによっても起こります。シャーレの中ではなく、体の中では、細胞老化はむしろテロメアが極限まで短くなる前に起こります。

細胞の分裂回数の限界という意味では、テロメアの長短は意味がありますが、細胞老化という現象にとっては、ストレス応答の研究が重要だと認識されるようになりました。

細胞老化と個体の老化が結びつけられるのではないかという期待から盛んになったテロメア研究ですが、そんなに簡単にはつながらないという認識が広がり、熱がさめたようになりました。ジェロン社もその後、テロメアの短縮を防ぐことで抗老化を果たそうとする研究は諦めてしまいました。テロメア研究で個体老化を理解しようとすることは時期尚早だったのです。そして、この分野の研究は一時停滞してしまいました。

細胞老化研究の母

テロメアと老化を結びつけようとする研究分野は停滞しましたが、細胞老化を長年にわたって研究し続けていた人が、現在につながる新しい研究の潮流を作り出しました。たとえば、カリフォルニア州にあるバック老化研究所のジュディ・カンピシ教授です。普段、私はジュディと呼んでいます。細胞老化を何十年も研究している大御所で、細胞老化研究の母のような人です。ジュディのもとでポスドクとして細胞老化の研究をしていたのが、大阪大学の原英二教授です。現在世界的な細胞老化研究の第一人者となっています。

ジュディの研究はもちろん昔から着目していたのですが、日本で細胞老化の研究を共にした原教授がジュディの研究室に行かれたことで、ジュディと個人的にも親しくなりました。学会などで会うと必ず、「シン！」と呼んでくれて、お互いにハグを交わすのですが、その後すぐに、目をキラキラとさせて最新のサイエンスについて語り出します。ジュディの細胞老化研究への情熱は、多くの研究者を虜（とりこ）にし、この分野の発展に大きく影響してきたと思います。

ジュディは、老化細胞に存在するたんぱく質「老化細胞特異的βガラクトシダーゼ」（ＳＡ-βｇａｌ）を発見し、細胞が老化した指標となることをみいだしました。現在では多くの研究者がこのＳＡ-βｇａｌを用いて老化細胞の研究を行なっています。さらに、老化細胞が数多くの炎症性のサイトカインや酵素を放出して、まわりの細胞に大きな影響を与えていることもみつけました。炎症性サイトカインは炎症を引き起こしたり、強めたりするたんぱく質です。また酵素の中には、私が慶應義塾大学の院生・助手時代に研究したコラーゲナーゼも含まれています。ジュディの業績の素晴らしい点は、この発見を細胞老化随伴分泌現象「Senescence-Associated Secretory Phenotype（ＳＡＳＰ）」と呼ばれる概念としてまとめ、細胞老化という現象の「炎症」における重要性をはっきりとさせたことです。それまでも、老化細胞から炎症性のサイトカインが出ているという論文はたくさん発表されていたのですが、ＳＡＳＰという概念で統一的にまとめて、全体像をすっきり理解できるようにしたのです。

ところで「炎症」とは何でしょう。けがをすると、赤くはれあがりますね。風邪を引いてのどがはれることもあります。赤くはれあがったところでは、炎症が起こっています。これは体の防御反応で、免疫細胞が集まり、外から入った敵をやっつけ、傷の修復を促します。ところが、傷は治ったのに、あるいはそもそも傷がないのに、弱い炎症反応がだらだらと続くことがあります。このような状態を「慢性炎症」と呼びます。

炎症を起こすものは、傷、細菌、ウイルス、化学物質など多数あり、環境要因がかかわります。慢性炎症は、食生活の乱れで肥満になったり、しょっちゅう感染が起きたりするような条件があると発生しやすく、細胞や組織を傷める反応を起こし、長く続くと組織の働きのレベルを落とします。また、前の章で述べたように、NADの産生を落とし消費も増やして、NADの量も減らしてしまいます。こうしたことから慢性炎症は、老化の大きな原因となると考えられています。説明が長くなりましたが、慢性炎症が悪さをするイメージがつかめたでしょうか。

炎症を英語で「インフラメーション」といいます。最近では、老化における炎症の重要性を表す言葉として、加齢の「エイジング」と合わせて、「インフラメイジング」という造語ができました。そして、老化細胞がインフラメイジングの重要な原因となっていることが明らかになってきたのです［図40］。

加齢とともに、動物の体の中では老化細胞が蓄積され増えてくることがわかってきました。あたりまえのように聞こえるかもしれませんが、細胞老化は、主に体から取り出して培養された細

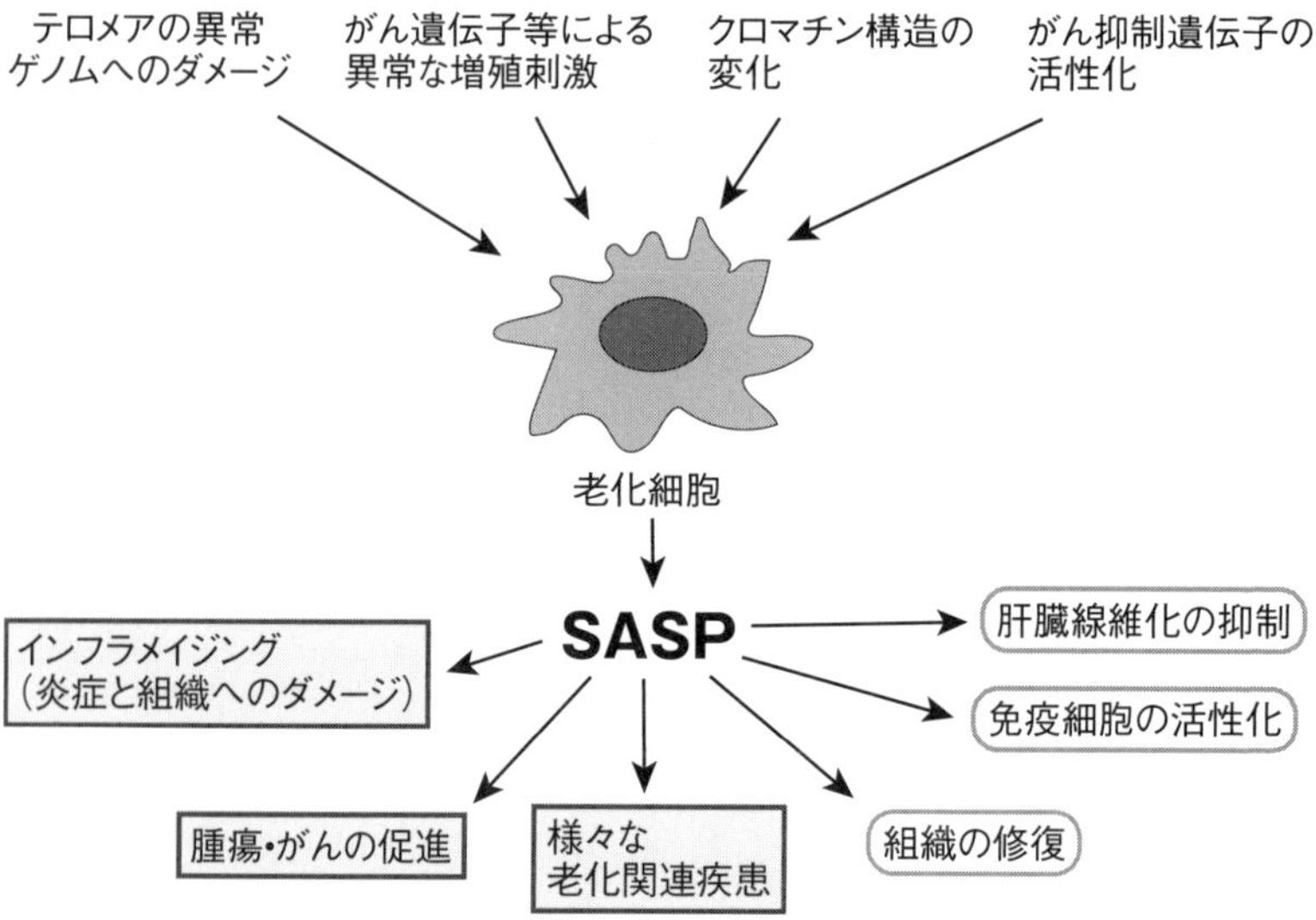

図40　細胞老化を引き起こす原因と、老化細胞の様々な役割

胞で研究されてきました。体の中でも老化細胞が増えているかどうかは、大きな疑問だったのです。それがたしかに蓄積されていることがわかり、老化細胞が分泌するSASPが、加齢に伴う病気にとって重要な役割を果たしているのではないかと考えられるようになり、関節炎、動脈硬化、アルツハイマーなどの病態や進展に影響を与えていることを示す多数の研究が発表されました。これらの研究から、体内に蓄積される老化細胞を取り除けば、病気の治療につながるのではないかというアイデアが生まれてきたのです。

　概念的には、炎症を抑えるということです。ただしターゲットとして、炎症性物質ではなく、炎症性物質を大量に出す「老化細胞」をねらいうちにするところが新しい考え方になっています。

老化細胞を除いて抗老化

この考えに最初に注目したのは、ヤン・フォン・ダーセン教授と米ミネソタ州にあるメイヨークリニックのジム・カークランド教授です。

ダーセン教授は染色体の数が異常になるマウスを使ってがんの研究をしていましたが、あるマウスが早く老化することに気づきました。そこで、この早老マウスを使い、老化細胞で働きが上がることが知られていた特定のたんぱく質を不活化させてみました。すると、早老の原因となっていた様々な現象を抑えられることがわかり、二〇〇八年にこの結果を発表しました。次に早老マウスに蓄積されてくる老化細胞を、遺伝子操作と薬を組み合わせた方法で除いてみると、やはり早老の症状を抑えられることがわかり、二〇一一年に発表しました。

早老マウスではなく普通のマウスではどうなるのでしょうか？　皆が待ちに待ったこの実験を彼らは行い、老化細胞を除くと中間寿命を二四〜二七％延長させられることを示し、二〇一六年に『ネイチャー』に発表しました。この論文は非常に大きな反響を呼びましたが、同時に、対照群のマウスの中間寿命が従来の報告よりも短かったことから、結果の解釈に注意が必要であることも指摘されました。彼らは同じ年に、動脈硬化を起こしている血管で老化細胞を除くことで動脈硬化を抑える効果があることも示しました。

その後、ダーセン教授のグループから独立したメイヨークリニックのダレン・ベイカー博士のグループが、アルツハイマー病のモデルマウスで老化細胞を除くと認知機能が改善されることを二〇一八年に『ネイチャー』に報告し、老化細胞を除く研究はますます熱を帯びてきています。

一方、カークランド教授は、白血病治療薬の「ダサチニブ」と、ケールやレッドオニオンに含まれるポリフェノールの一種の「ケルセチン」の組み合わせで、老化細胞を除くことができることを見つけ、この組み合わせの薬剤を「セノリティクス」と名づけました。ダサチニブのDとケルセチンのQを取って、「D+Q」とも呼ばれています。二〇一五年に米専門誌『エイジングセル』に発表しました。

どのような仕組みで体の中から特定の細胞を薬で除くことを可能にしたのでしょうか。

老化細胞は、増殖はしていませんが、細胞死も起こしていない状態です。正常な細胞は、細胞が周囲の環境に悪影響を及ぼしかねない状態になった時に、「アポトーシス」という自死の仕組みが働きます。ところが、老化細胞ではアポトーシスを起こさないようにブレーキがかかっているのです。このブレーキを切って、アポトーシスを誘導する物質を探せば、老化細胞を取り除けることになります。こうして老化細胞でアポトーシス誘導効果がある物質をスクリーニングしてみつかった組み合わせが、D+Qでした。

その後、彼らは普通のマウスに、二四～二七カ月齢（ヒトでいえば七五～九〇歳相当）から

Ｄ＋Ｑを与えると中間寿命が六％伸びることを、英専門誌『ネイチャーメディシン』で発表しました。二〇一八年のこの論文はたいへん注目されました。このほかにも、セノリティクスには老齢マウスの心臓や血管系の機能を改善したり、肺の機能を改善して繊維化を防いだり、肥満に伴って起こってくる代謝異常を改善したり、老化に関係して起こる様々な病態を防ぐ効果があることが示され、老化細胞を除く治療法開発への期待が大きく高まっています。

日本においても、東京大学医科学研究所の中西真教授のグループが、グルタミナーゼ阻害剤というＤ＋Ｑとは別の薬物を用いて、老化細胞を除去する方法を発見し、二〇二一年一月に『サイエンス』に発表しました。これからさらに、様々なセノリティクスが開発されていくことでしょう。

これまでみてきたように、ＳＡＳＰの概念が提唱され、老化細胞を除くと個体の健康寿命が延びることが実験で証明され、細胞老化が個体の老化にも重要だとみなされるようになりました。この五年くらいの間にセノリティクスはブームになり、雨後の筍のように、ベンチャーも設立されました。その中には、セノリティクスに特化して独自の薬を開発したユニティバイオテクノロジーもあります。

完全に除いていいのか

これですべてうまくいくかというと、そうはいいきれません。

セノリティクスが登場する前から、炎症と老化の関係は注目されていました。慢性炎症は、細胞や組織を傷める反応を起こし、長く続くと、組織の働きのレベルを落とし、老化に結びつきます。慢性炎症が悪さをすることが、加齢で起こる体の変化の要因になることを否定する人はいないでしょう。炎症を抑えること自体は老化の回避に重要だといえるでしょう。実際、炎症を抑えると、加齢に伴う病態が改善されることはわかっています。しかし炎症性サイトカインを出す細胞は老化細胞だけでなく、免疫細胞の一種であるマクロファージや脳のマクロファージにあたるミクログリアなど、ほかにもあります。そうした細胞が起こす反応は、セノリティクスで必ずしもすべてが抑えられるわけではありません。ですから、セノリティクスが効果を発揮するとしても、炎症の問題全体を考えると、その一部を抑えることしかできないのかもしれません。

私がとくに懸念しているのは、完全に老化細胞を除いてしまっていいのかという点です。この問題には科学的な決着はついていません。老化細胞は、たしかに悪さをする炎症性サイトカインを分泌しますが、ひょっとしたら、何かの局面でよい働きをしているかもしれません。また、老化細胞は炎症性サイトカインのほかにも様々な物質を分泌しているので、それらの働きが除かれた時に何が起こるのか、まだみきわめはついていません。実際、二〇二〇年になってフランスのグループが、老化細胞の中でもその特徴を強くもっている特定の細胞は、肝臓の機能に重要であり、これを除いてしまうと肝臓や血管周囲の組織の繊維化を引き起こすことを、『セルメタボリズム』で報告しました。そして老化細胞の中には、除くことによって健康寿命に恩恵をもたらすものと、除くことによって逆に弊害をもたらすものがあると指摘しました。

ジュディ・カンピシ教授も、老化細胞とＳＡＳＰは組織にダメージを与えるだけではないと主張しています。細胞が分裂を重ねて老化細胞になると、ＳＡＳＰが出てくるようになるばかりでなく、細胞増殖が止まります。細胞分裂が無制限に起こると、がんになりかねません。細胞老化は、がんにならないようにする重要なメカニズムでもあるとカンピシ教授は考えています。つまり、細胞老化は「諸刃の剣」のメカニズムだといえそうです。

炎症については、肝臓、脂肪、脳、腎臓、肺、血管など様々な臓器について論文が出ています。しかし、炎症と老化が実際にどうつながるのか、根本的な過程はまだ理解されていません。もう一歩、理解を深めるために必要なのは、どの組織、臓器の炎症が老化にとって重要な役割を果たしているのかという視点です。細胞、組織、個体とレベルが違う階層で、いつ、どのくらいの炎症が起こることが重要なのでしょうか。そこまで研究を進めなければ、老化のプロセスの制御、寿命の決定というレベルにたどり着きません。

今の段階では、老化細胞と炎症が老化に伴って起こってくる病態に重要であることは間違いないでしょう。しかし、これらの現象が個体の老化や寿命の制御メカニズムにどれほど重要な役割を果たしているかという点はまだわかりません。炎症を抑えたら無限に生き延びられるなどということはないでしょう。老化プロセスを規定する一つの要素ではあるが、寿命制御との関連はわかっていないというところです。

そういう点からみると、セノリティクスの研究は始まったばかりで、結論を出すのはまだ先になりそうです。同じことは、ラパローグや、メトホルミン、ＮＭＮ、ＮＲのようなＮＡＤブースターにもいえます。副作用はないのか、がんのリスクは高まらないのか、長期にわたって飲んでも大丈夫なのか、徹底的に検証する必要があります。抗老化創薬は、世の中の耳目を集め、巨額の投資対象になり、検討されるようになりましたが、本当に効果があるのか、安全に利用できるのか、注意深くみていかないといけません。評価はこれからです。

脳の炎症

私も「炎症」に関心を寄せています。脳の特定の領域で、炎症とかかわるような変化があるのか調べています。具体的には、私たちが老化・寿命のコントロールに重要であると考えている、脳の視床下部に起こる変化を調べているのです。アルバート・アインシュタイン医科大学のドンシェン・カイ教授は、視床下部に起こる炎症が老化を引き起こすのに非常に重要であると考えています。

カイ教授は、老化制御に重要な役割を果たしている神経細胞のまわりで炎症が起こり、その神経細胞が傷害され、だんだん働きを保てなくなっていくことが老化をもたらし、寿命に影響を与えることを、マウスの巧妙な実験で示しました。炎症反応をつかさどっている制御因子の量を視床下部で下げると、マウスの寿命も延びました。

ちなみに、カイ教授のこの論文は二〇一三年に『ネイチャー』に出たのですが、その少しあとに私たちのＢＲＡＳＴＯマウスの論文が出たのです。二つの独立した研究室が、別方向の研究から、視床下部が哺乳類の老化・寿命の制御に重要であることを証明することになり、二〇一三年は特別な年となったことは前に述べました。

炎症性サイトカインの一つであるＴＮＦαには、ＮＡＤ合成酵素の働きを落としてＮＡＤを下げる作用もあるので、私たちも炎症が視床下部に与える影響について、とても興味をもっています。

どんなに複雑なシステムでも、脆弱点(ぜいじゃく)があり、そこが機能しなくなると、システム全体に異常が広がります。私たちは視床下部の神経細胞がその脆弱点であるという仮説をもっています。

ほかの神経細胞は大丈夫なのに、なぜ特定の神経細胞が先に異常になるのか、その仕組みは現時点ではわかっていません。ただ、パーキンソン病、筋萎縮性側索硬化症（ＡＬＳ）など特定の神経細胞が働かなくなる病気はすでに知られています。しかし、加齢で起こってくることすべてが病気なのではありません。時間とともに自然に特定の細胞がダメージを受けるのだとしたら、なぜそうなるのか。その謎を解くことが、最終的に老化プロセスの全体を理解することにつながるでしょう。

酸化ストレス

ところで、抗老化といえば、「酸化ストレスを抑える」あるいは「カロリー制限」だと聞いていたのに、そういう話が登場しないのかと疑問に思われている人がいるかもしれません。この項では、最近の動きについて説明しましょう。

まず、「酸化ストレス」とは何でしょうか。

生物は酸素を使って呼吸をしています。酸素を使う呼吸は、反応性が高いフリーラジカルとも呼ばれる活性酸素種（ＲＯＳ）を生み出します。ＲＯＳが必要以上に産生されてしまうと、ＤＮＡをはじめ細胞の様々な分子に傷をつけます。ＤＮＡに傷がつくと、突然変異が生じたり、細胞の複製がうまくいかなくなったりします。ＲＯＳが酵素の働きを悪くしたり、動脈硬化の原因になったりすることも数多くの研究から指摘されていました。つまり、酸素を使う呼吸から生み出されるＲＯＳが、生体にとってストレスを与えるということから、「酸化ストレス」と呼ばれるようになったのです。

一九五六年に米ネブラスカ大学のデナム・ハーマン博士はＲＯＳによる酸化ストレスが老化を

引き起こすという「酸化ストレス説」を提唱しました。ROSに対抗するために、生物はそれを無害化する「スーパーオキシドジスムターゼ（SOD）」をもっていますが、ヒトのSODを組み込んだハエの寿命が延びるなど、酸化ストレス説を裏付けるような数々の報告がなされて、酸化ストレス説は長い間非常に根強い支持を得ていました。

しかし、この五年の間に、酸化ストレス説をめぐる考え方が劇的に変化しました。流れが大きく変化したのは、体内のROSを減らす遺伝子操作をしたマウスを作ったところ、老化のプロセスや寿命は変わらないことが明瞭にわかったこと、さらにROSは細胞にとって重要なシグナル伝達を担っている物質であることがわかってきたことに大きく因っています。

ただ、体内のROSを減らしたマウスは、がんや糖尿病になりにくく、病気のなりやすさという点では普通のマウスと違いを示しました。酸化ストレスは病気の原因としては重要だったのです。これらのマウスは、病気を抱えていてもすぐに死ぬわけではなく、普通のマウスと同じように寿命を全うします。このことから、ROSそのものは老化や寿命を制御するものではなかったと、今は考えられるようになりました。むしろ、このROSに反応する生体の仕組みのほうが重要なことが明らかになりつつあります。これは「ホルミシス」という考え方につながるものなのですが、それについてはもう少しのちにご説明しましょう。

酸化ストレス説が提唱された時代には、調べることが可能な要素が個体老化の階層に届いていなかった、といえます。階層を少しずつ上ってきた今、提唱された説のとおりにはいかないことがわかってきました。老化研究の歴史をひもとく時、この「階層」についての考え方も非常に重要です。この点についても、のちにまとめて問題提起をしていきます。

幹細胞

組織や臓器を形作っている細胞の中で何が起こり、それがどのように老化につながってくるのかというお話をしてきました。しかし、それらの細胞は個体の一生を通してずっと生き続けているわけではありません。失われた細胞は、新しく生まれた細胞によって補充されていきます。分裂で同じ細胞を複製するだけでなく、特定の性質の新しい細胞を生み出す能力をもった細胞を「幹細胞」と呼びます。

たとえば血液幹細胞と呼ばれる特殊な細胞は、血液中の赤血球、白血球、リンパ球など特定の働きをもった細胞を生み出すことができます。特定の働きをもつ細胞を分化した細胞と呼びます。血液幹細胞は多種類の分化した細胞をバランスよく作り出しています。ところが、老化の過程で血液幹細胞はリンパ球への分化が減り、代わりに白血球への分化が増えます。リンパ球が減ると免疫の働きが落ちます。実はここで重要な働きをしているのが、6章で紹介したｍＴＯＲです。

血液幹細胞の中で、何らかの理由でｍＴＯＲの働きが強まってしまうことにより、白血球が増加することがわかっています。ラパローグでｍＴＯＲの働きを抑えると、リンパ球が増えて、免疫系の衰えを防ぐ効果があるようです。

このように、「幹細胞」の働きに異常が生じると、本来生み出されるはずの細胞が生み出されにくくなる、それにより組織や臓器が正常に機能できなくなって、老化につながるのではないかという考え方があります。その点では「幹細胞の老化」も、老化研究の分野の魅力的なテーマです。

私が学生の頃は、神経細胞は分裂しないため、傷つくと再生しないと習いました。しかし、この十年ほどで、歳を取っても神経細胞が再生することが確実にあるとわかってきました。この再生は神経幹細胞によって行われます。血液系の様々な細胞を生み出す血液幹細胞のように、神経細胞や神経細胞の働きを助ける細胞を生み出す神経幹細胞があります。神経幹細胞は至るところにあるわけではなく、脳の海馬の歯状回や脳室下帯という特定の領域にあり、大人になっても、常に新しい神経細胞を生み出しているのです。

そうはいっても、神経幹細胞はヒトでもマウスでもかなり早い時期に減っていきます。ヒトだと六〇~七〇歳になる前に減ってしまいます。幹細胞が減って底打ちの状態がしばらく続いたのちに、認知機能の低下など脳の老化が起こります。はっきりとした脳の老化が起こるより前に神経幹細胞が減ってしまうのです。はたして神経幹細胞の減少は、脳の老化の引き金になっているのでしょうか。

神経幹細胞が加齢でどうなるのか、調べている研究者はたくさんいます。

前に紹介した、アルバート・アインシュタイン医科大学のカイ教授は、二〇一三年に私たちとは別の方向から、視床下部が老化のコントロールに重要であるという結論に達しました。その後、カイ教授のグループは、視床下部にも神経幹細胞があり、その神経幹細胞が枯渇することが老化を引き起こすのに重要であるという研究結果を発表しました。

それでは、神経幹細胞が枯渇するとなぜ老化が引き起こされるのでしょうか。5章で、脂肪組織から分泌されるeNAMPTが「細胞外小胞 EVs」と呼ばれる、小さな粒の中に封入されて分泌されているというお話をしましたね。カイ教授が着目したのは、視床下部の神経幹細胞が脳脊髄液にEVsを分泌しているということでした。驚くべきことに、加齢したマウスの脳の中に（実際には脳室と呼ばれる部位に）脳脊髄液から取ってきたEVsを注入すると、抗老化の効果が現れることをみつけたのです。EVsの中に入っている何がどのように働いてそのような効果が出るのか、というところまでは明らかにされていないのですが、視床下部の神経幹細胞が老化に対抗する重要なものを分泌している、だから視床下部で神経幹細胞が減ってしまうと、老化を引き起こすことになるのだ、と結論づけたわけです。

視床下部の神経細胞が老化と寿命のコントロールに重要だと主張しているところは、私たちも同じです。実際、一年間にわたってNMNをマウスに与えると、一八カ月の老齢マウスでは海馬に存在する神経幹細胞の数が若い頃に近い数に保たれることがわかりました［図41］。また、神経幹細胞はほぼ完全にNAMPTに依存して必要とするNADを合成しています。そこで、マウスを遺伝学的に操作して神経幹細胞でＮＡＭＰＴを作れないようにすると、神経幹細胞の自己再生能力が落ち、新しく生み出される神経細胞の数が減ってしまうことがわかりました。しかし、もっと興味深かったのは、このような操作をすると、神経幹細胞から生み出されてくる細胞のうち、オリゴデンドロサイトと呼ばれる、神経細胞に巻きついてその働きを助ける役割をもった細胞がほとんど生み出されなくなってしまうことでした。とくに、オリゴデンドロサイトの再生を促すような刺激を与えた時に、その再生がうまくいかないことがわかりました。老化の過程では、オリゴデンドロサイトが再生して神経細胞を助ける働きが落ちることがわかっています。私たちが作り出したマウスは、そういう老化の重要な局面を再現するようなマウスであったと解釈す

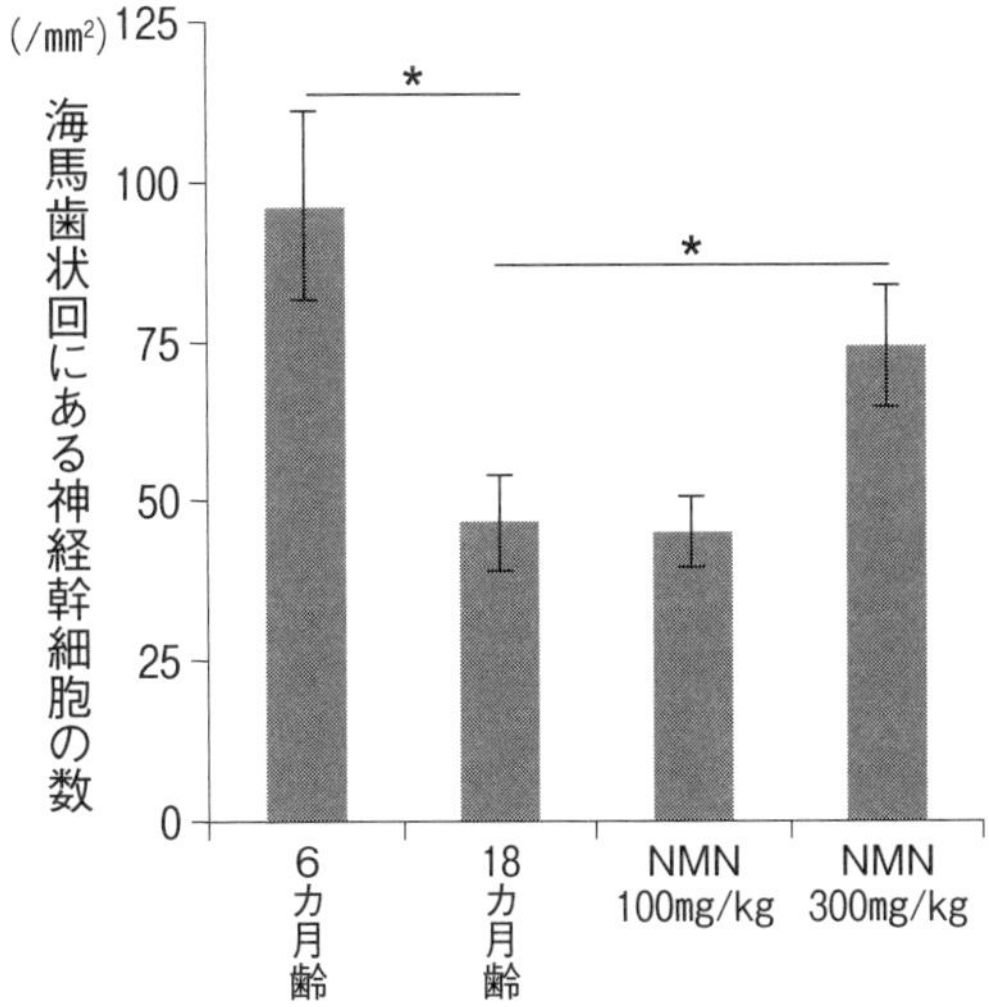

図41　NMNの投与によって老齢マウスの神経幹細胞の数が増加した
（出典：Stein, L. R. & Imai, S. (2014) Specific ablation of Nampt in adult neural stem cells recapitulates their functional defects during aging. *The EMBO Journal* 33 (12) より。一部改変）

ることができるでしょう。

このように幹細胞が枯渇して、そこから生み出されるはずの細胞が作られなくなる現象が、組織や臓器の老化に寄与するのは間違いないでしょう。おそらく、程度の差こそあれ、すべての臓器で起こっているのではないでしょうか。

では、幹細胞の老化が全身で起こる老化プロセスを統御する働きをしているのかというと、私は必ずしもそうではないと考えています。それぞれの組織、臓器にとっては重要な役目を担っているにしても、それらは個体老化の全体像から考えた時には局所的な現象なのではないかと思います。

幹細胞の老化が、全身の老化にどう結びつくのかは、まだ研究の途上というところです。

視床下部の神経幹細胞の減少が全身の老化に結びつけられたように、因果関係をきちんと考えていくことが、これから重要になると私は考えています。

8章 食事と運動

カロリー制限

少々難しい話が続きましたが、老化や寿命を制御しているメカニズムについて、かなりいろいろなことがわかってきている現状をお伝えできたでしょうか。「それなら、実際にはどうしたら抗老化を実践することができるのですか」との声が聞こえてきそうです。それでは、どのような生活習慣が大切なのかお話ししましょう。

江戸時代の儒学者、貝原益軒（一六三〇―一七一四）が著した『養生訓』という書物の中に次のような言葉があります。「珍美の食に対すとも、八九分にてやむべし。十分に飽き満つるは後の禍あり。少しの間、欲をこらゆれば後の禍なし」（巻第三　飲食上）。これが「腹八分目」の語源といわれます。実際、貝原益軒はこの書物を、当時としては異例の高齢であった八四歳で著しています。三〇〇年以上も前に語られた貝原益軒のこの言葉は、最先端の老化・寿命研究から、非常に重要な抗老化方法であることが明らかになってきています。まず、食事について述べます。

一九三四年から三五年にかけて、コーネル大学のクライブ・マッケイ博士がラットを使った研究で、必要な栄養を保ったままえさ（食餌）のカロリーを制限すると、老化が遅れて寿命が延びるという実験結果を発表しました【図42】。その後、多くの研究者が追試し、様々な生物でカロリー制限による老化の遅延と寿命延長効果が確認されたのです。食餌の量を制限することでカロリー制限を行うことも多いため、「食餌制限」と呼ばれることもあります（厳密には、カロリー制限と食餌制限は同じではありませんが、以下、カロリー制限とします）。

マッケイ博士の発見以来、多くの老化研究者がカロリー制限の抗老化・寿命延長効果に関心を寄せてきました。遺伝子操作以外で、老化を遅らせ、寿命を延ばすことができる唯一の実験手法であることは、多くの研究者が認めるところとなっています。

一九八〇年代には、アカゲザルを使った長期の研究が始まりました。

米ウィスコンシン国立霊長類研究センターのリチャード・ワインドリュック教授率いる研究グループは、普通に食餌を取らせたアカゲザルのグループと、三割カロリーを減らしたグループを二〇年にわたって飼育し、カロリー制限の効果を検証しました。その結果、心臓病やインスリン抵抗性を抑え、霊長類でも寿命が延びる効果があることを明らかにして、二〇〇九年に『サイエ

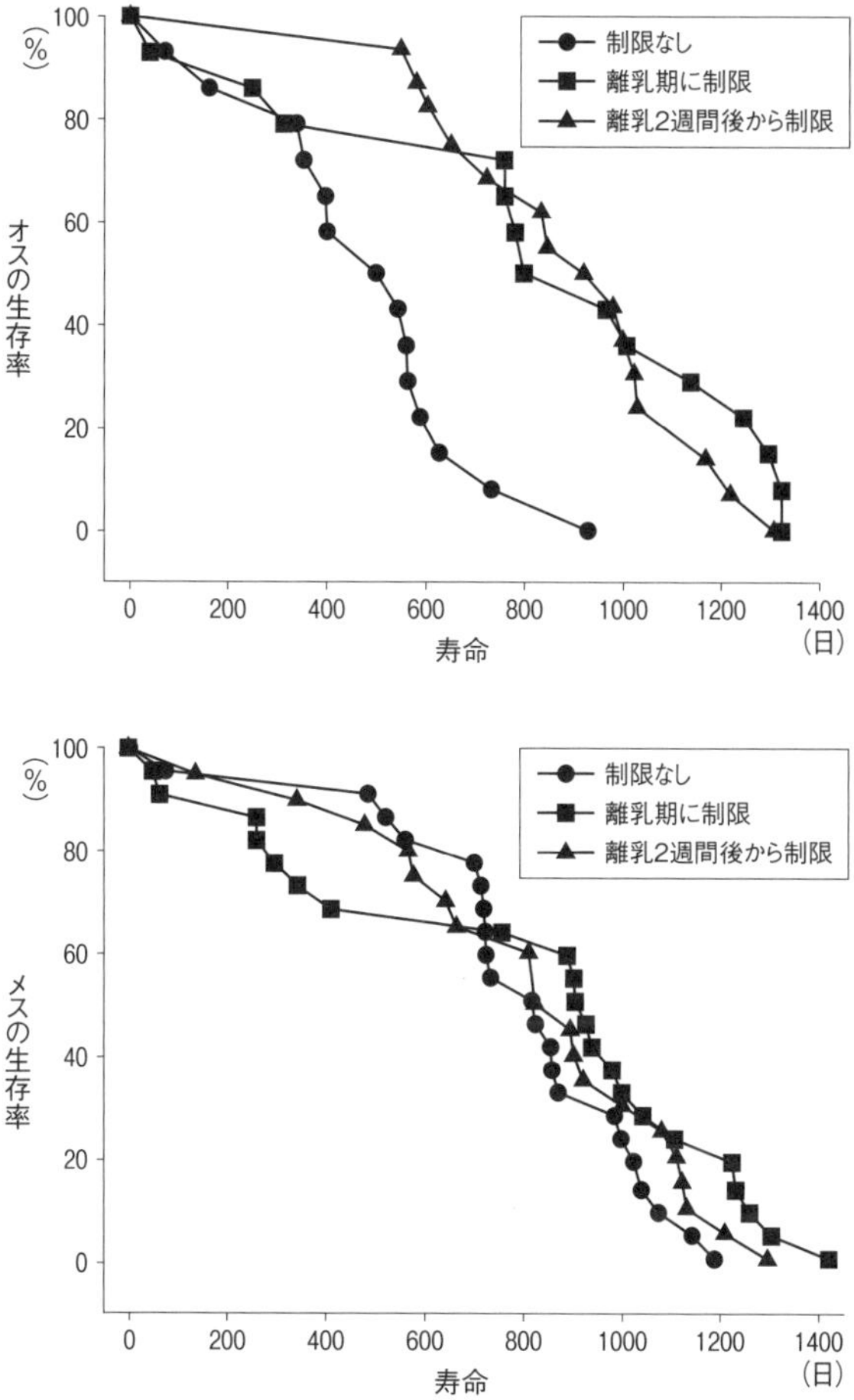

図42　マッケイ博士が最初に報告したカロリー制限をかけたマウスの寿命の延び
栄養不足に陥らないように気をつけてラットにカロリー制限をかけると、中間寿命、最大寿命ともに延長した。上の図がオス、下の図がメスでの結果。（出典：McDonald, R. B. and Ramsey, J.J. (2010) Honoring Clive McCay and 75 years of Calorie Restriction Research, *The Journal of Nutrition*, 140（7）より。一部改変）

ンス』に発表しました。ついに霊長類でもカロリー制限の効果が確認されたと、非常に大きな話題となりました［図43］。

その一方で、同様の実験を続けてきた米国立加齢研究所（ＮＩＡ）は、カロリー制限でがんや糖尿病が発病する時期を遅くさせる効果があったが、寿命を延長させる効果はなかったと結論し、二〇一二年に『ネイチャー』に発表しました。

このアカゲザルを使った二つのグループの研究は、非常に長い期間にわたって厳密に行われたものですから、どちらか一方が正しく、他方が間違いといった類のものではありえません。それでは、この結果の違いはいったいどういうことなのでしょうか。

両グループが結果をもちよって詳しく検討してみたところ、ＮＩＡのえさは、ウィスコンシンのえさに比べて低脂肪、高たんぱく、高繊維食であり、ウィスコンシンのグループよりはスクロース（蔗糖）の割合が低いことがわかりました。つまり、ＮＩＡのアカゲザルはそもそも、カロリー制限をしない対照群もかなり「質のいい」食餌を与えられていたとわかったのです。さらに、ＮＩＡのほうは、カロリー制限を一四歳以下の若い時から始めたグループと、一六歳以上で始めたグループで調べていましたが、一六歳以上から始めたグループをみると、カロリー制限で寿命延長効果があることもわかりました。つまり、成長しきってからカロリー制限を始めると、生存率を上げ、病気になりにくくなることが期待されることになります。

「それなら、私も明日から挑戦してみようかな！」と思われたかもしれませんね。ところが、事

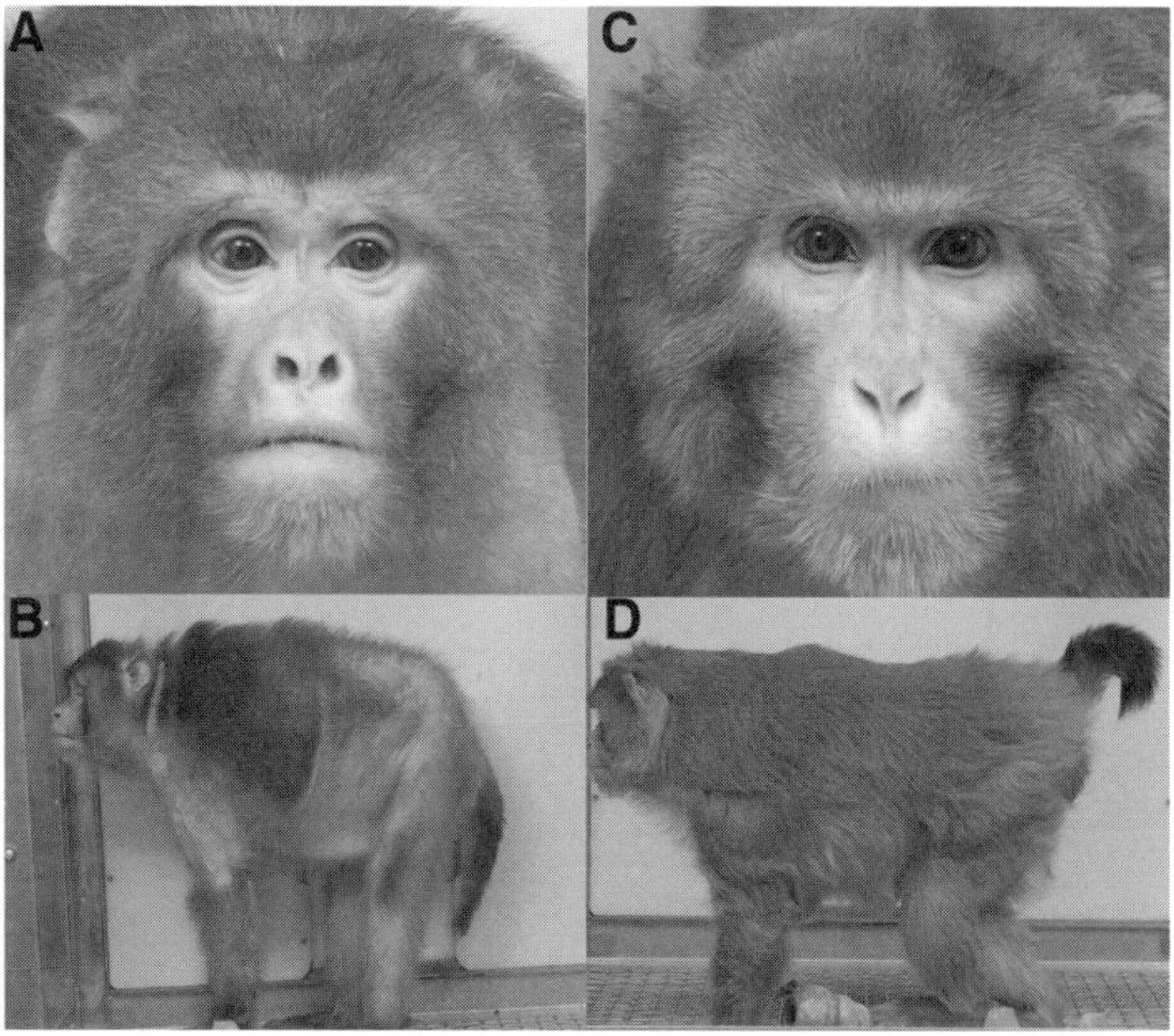

図43　カロリー制限をかけたアカゲザルと対照群のアカゲザルの外見の対比
Wisconsin National Primate Research Center（WNPRC）では、1989年からアカゲザルを用いてカロリー制限の実験を行なっている。AとBは、典型的な対照群のアカゲザル（27.6歳）。CとDは、カロリー制限をかけた同年齢のアカゲザル。
（出典：Colman, Ricki J. et al. (2009) Caloric Restriction Delays Disease Onset and Mortality in Rhesus Monkeys. *Science* 325(5937) より。Reprinted with permission from AAAS　DOI: 10.1126/science.1173635）

はそれほど単純にはいかないらしいことがわかってきたのです。

遺伝的背景を変えたら

これまで、様々な種類の生物でカロリー制限によって老化が遅れたり寿命が延びたりするのは、生物種を超えて共通するメカニズムで起こるのだと考えられてきました。過去の膨大な実験結果がその結論を支持しているわけですが、そうであれば、カロリー制限は万人に勧められる健康法かもしれません。しかし、本当にそうだろうか、と米テキサス大学のジム・ネルソン教授らは考えました。

そこで彼らは「遺伝的背景」が多様なマウスで実験してみたのです。マウスの遺伝的背景について簡単に説明しましょう。ヒトの一卵性双生児は、同じ遺伝情報をもっているので、外見がそっくりです。実験に使われるマウスは、近親交配を繰り返して「系統」を作っているので、特定の系統のマウスは、ほぼ一卵性双子のように遺伝情報が同じ状態になっています。ネルソン教授らは、あえて、多種類の系統を使って遺伝的背景をバラバラにしてカロリー制限の実験をしてみました。すると、どうでしょう。早死にするものから、寿命が延びるものまで系統によって大きな違いがみられました。カロリー制限の効果は一様ではなかったのです。私たちヒトの遺伝的背景が大きく異なっていることを考えると、この結果は重要です。カロリー制限は誰にでも同じ効果をもたらすとは限らないことを意味しているからです。

ここで非常に興味深いのは、カロリー制限で寿命が延びる系統のマウスの特徴を調べてみると、寿命が延びない系統のマウスに比べて、中年から老年にかけて脂肪を蓄えているとわかったことです。寿命が延びているのは、脂肪を蓄えた「小太りマウス」たちだったのです。過去の論文を調べ直すと、カロリー制限により寿命が延びるという結果を出した実験では、歳を取ると小太りになる系統のマウスが使われていたことがわかりました。

ネルソン教授らの論文では、カロリー制限に反応して何かが脂肪から出ており、それが寿命を延ばすことにかかわるのかもしれないと議論されていました。

私たちは、この結果とネルソン教授らの議論を非常に重要視しています。というのも、私は、脂肪組織から分泌される「何か」とは、本書の5章で触れた、血中を巡っている酵素ｅＮＡＭＰＴではないかと疑っているからです。前に説明したように、ｅＮＡＭＰＴはＮＡＤ合成に必要な酵素です。実際、脂肪組織のＮＡＭＰＴの量は、カロリー制限に応答して増えることがわかっています。とすると、ある程度の脂肪を蓄えている「小太りマウス」は、ｅＮＡＭＰＴの分泌能力が高いためにカロリー制限で寿命を延ばすことができるのではないかと考えられます。一方、脂肪をあまり蓄えていないマウスだと、ｅＮＡＭＰＴ分泌能力が比較的低く、カロリー制限で寿命を延ばすことができず、むしろカロリー制限のマイナス面が出てきてしまうと考えられるのではないでしょうか。

小太りがいい

実は、ヒトの場合にも同じような現象が報告されているのです。

身長と体重から計算するＢＭＩという指標があります。非常に筋肉が発達した運動選手でもないかぎり、ＢＭＩは脂肪量と相関します。ＢＭＩが大きい人ほど脂肪がついています。脂肪が多すぎると、つまりＢＭＩの値が大きすぎると、炎症反応が起こって生活習慣病を起こしやすいので注意が必要です。そのため、ＢＭＩに気をつけてくださいとよくいわれます。

しかし、ＢＭＩは低ければいいというものではありません。ＢＭＩを横軸に、縦軸に様々な要因をあわせた全死亡率を取った時、どのような形のグラフになると思いますか。５章でお話ししたことをおさらいしてみましょう。答えはＵ字型のグラフです。Ｕ字型のカーブの底、つまり全死亡率を最低にするＢＭＩがどのあたりかというと、人種によらず、男性はＢＭＩが二五〜二七、女性は二二〜二四です。つまり全死亡率が最も低いのは、ＢＭＩが低いやせ型の人ではなく、「ちょっと小太り」の人なのです。さらに、ＢＭＩが二〇を切るような人たちは、若い頃は大丈夫ですが、歳を取ってから、心血管系や神経系の疾患、そして感染症などに罹(かか)って死亡する確率が高くなることがわかっています。とくに女性のほうがその傾向が強いのです。日本の女性は、ダイエットで二〇を下回っている人がかなりいますが、お年を召したら気をつけなければいけません。肥満ではない、ちょっと小太りのほうが健康だということを、ここでもう一度、強調しておきます。

経験的に臨床医の間では「ちょっと小太りがいい」ということが長い間にわかっていました。BMIパラドックスと呼ばれたりしていますが、腎臓透析あるいは手術後に合併症に罹る率も、ちょっと小太りの人のほうが低いことが知られています。

日本では、「脂肪は敵だ」といわんばかりに様々な宣伝がなされていますが、私は、老化・寿命のコントロールセンターである視床下部の働きを支えるために、脂肪組織は非常に重要な働きをしているのだと考えています。そして視床下部と脂肪組織の間には、非常に密接なコミュニケーションが取られており、それによって視床下部の働きを最大化するのに最適な脂肪量となるように厳密な調節が加えられているのだろう、と予想しています。これが「NADワールド」の概念から導かれる重要な予想の一つとなっています。現時点では一人一人に最適な脂肪の量はわかっていませんので、それについて研究を進める必要がありますが、脂肪はセンシティブな組織で、最適な量を保つことは老化を抑える上でも非常に重要だといえるでしょう。

推論ですが、加齢でNADが落ちてくると、視床下部の神経細胞はそれを感知して、脂肪を増やすシグナルを送って血中に分泌されるeNAMPTの量を保ち、NADが落ちないようにするのではないでしょうか。そして、もしかすると、これが中年太りの理由なのかもしれません。一種の防御反応だと考えてもいいのではないでしょうか。ですから、糖尿病、高血圧などの病気がある人は体重のコントロールが必要ですが、健康な人は、六〇歳を超えたら、ダイエットなど考えなくても大丈夫なのではないでしょうか。

いずれにせよ、カロリー制限は万能ではないと考えたほうがよさそうです。条件次第では、マイナスの効果すらもたらす可能性があります。これは老化のメカニズムに切り込む上で、非常に重要な事実です。

感染症とのトレードオフ？

遺伝的背景の違いに加えて、もう一つ注意すべきことがあります。それは、研究室でのカロリー制限の実験は、ほとんどの場合、衛生的な無菌状態の環境でなされているということです。研究にはマウスが用いられることが多いのですが、研究用のマウスを飼育する上で、細菌やウイルスへの感染は大敵です。どの飼育施設でも、マウスに感染が起こらないように細心の注意を払っています。その条件下においては老化が遅れ、寿命が延びる効果が認められるわけです。ところが、この条件下であえてカロリー制限をしたマウスに病原ウイルスを感染させると、あっという間に死んでしまいます。このような実験は誰もしたがらないので、報告数はきわめて限られているのですが、たとえばインフルエンザウイルスを感染させると、すぐに死んでしまいます。カロリー制限で代謝の能力は高まるのですが、病原体に対する抵抗力は落ちてしまうのです。体のシステムはバランスを取っています。ある部分の能力を高めようとすると、別の部分が弱くなってしまうことは、システムの性質上、十分に起こりうることなのです。

ヒトでも、ダイエット中は風邪を引きやすいと経験的にいわれていますね。文明生活を送っていれば、普通はめったに致死的なウイルスに感染することはありませんので、代謝を高め、すらっとした外見を保つほうがいいと思われるかもしれません。しかし、今回人類が経験しつつある新型コロナウイルスのパンデミックのような状況ではどうでしょうか。力強い免疫システムを保ちたいと誰もが思うのではないでしょうか。

そう考えてくると、ヒトの場合には、究極的には個人の選択なのかもしれないと私は思っています。たとえば、旅をする時、飛行機と車のどちらを選びますか。飛行機の事故確率は非常に低いですが、ひとたび事故が起こると、乗客が死亡する率は高い。自動車の事故確率は飛行機の事故確率よりはるかに高いですが、死亡につながる率は飛行機のそれより低いでしょう。これと同じように、先進国では、致死的なウイルスに感染して死亡する率は低いけれども、メタボと呼ばれる状態になれば、病気になる確率が上がりますね。ですから、カロリーを制限して健康を保とうという努力自体が無駄とはいえないと思います。

ただ、今回のように、新しいコロナウイルスが全世界的に蔓延(まんえん)しているような状況では、体の防御力を高めるための努力は非常に重要ではないでしょうか。私は、このような状況では「ちょっと小太り」のほうが有利に働くのではないかと考えています。

何を制限するのがよいのか

米国には、カロリー制限を実践しているカレリーズと呼ばれる人たちがいます。その人たちの体がどういう状態になるかという研究もあります。ヒトでも代謝の効率がよくなっていると報告されています。

しかしながら、カロリー制限は誰にでもできるものではありません。挑戦したけれど、続かなかったという体験談を聞いたことがあります。カロリー制限と似た効果をもたらす方法に「間欠的絶食」があります。普段の食事量は変えず、二日に一回のように周期的に絶食時間を設けます。ヒトでどの程度の時間間隔が適切か、まだよくわかっていませんが、この「間欠的絶食」を試みている人たちもかなりいるようです。「間欠的絶食」についてはマウスではたくさんの実験報告があり、代謝が改善し、中間寿命が少し延びる結果が出ています。その結果に基づき、米南カリフォルニア大学のボルター・ロンゴ教授はヒトの食事法を開発しています。ヒトでも代謝の改善はありますが、老化が遅れるかどうかはまだわかっていません。

それでは、カロリー制限で何の栄養を制限するのがよいのでしょうか？　この問題に答えを出すために、オーストラリアのグループが大規模な実験を行いました。

炭水化物とたんぱく質の割合を三対一、逆に一対三にしたえさをマウスに食べさせたところ、炭水化物が多いえさのマウスはちょっと小太りになり、たんぱく質を多く食べたマウスはすらっとした外見になりました。それでは、寿命が延びたのはどちらのマウスだったのでしょうか？それはなんと、炭水化物が多いえさを食べたマウスだったのです。

なぜでしょうか。たんぱく質はアミノ酸の集まりで、アミノ酸はインスリン様成長因子1（IGF-1）を増やします。IGF-1は主に肝臓で作られるホルモンです。おそらく、マウスでは、IGF-1が増えるとがんのリスクが高まるために、寿命が短くなったのだと推定されます。

この結果に飛びついて、たんぱく質を減らして炭水化物が多い食事がいいと思うのは早計です。この実験結果について、著者たちは論文の最後で「ヒトの場合、とくに高齢者は、腸からのアミノ酸の吸収が落ちるので、多めのたんぱく質を取ったほうがいい」と注意を喚起しています。高齢者では、たんぱく質を減らすとアミノ酸が少ないことによる不利益が出る可能性があります。かといって、日本で騒がれているような「糖質制限ダイエット」が正しい方向であるともいえません。糖尿病を患う方々や糖尿病予備軍の方々には「糖質制限」は重要な食事療法です。しかし、とくに病気のない健康な人にとっては、炭水化物もとても重要なのです。

「じゃあ、どうしたらいいんだ！」という声が聞こえてきそうですが、この問題に答えを与えるカギは、「何を食べるか」より「いつ食べるのか」にあると思います。この点はもう少しのちに、実践的な方法の一つとしてお話しします。

カロリー制限のメカニズム

いろいろ注意しなければならない点があるにしても、カロリー制限という方法を用いて、老化・寿命を制御しているメカニズムが詳細に研究されてきました。初期の研究では本質的なことはわからず、現象を細かく記述するだけでしたが、臓器にどういう影響が出るのか、遺伝子の働きはどう変わるのか、細かく調べられてきました。共通して得られた実験結果は、カロリー制限によって代謝の効率化が起こるということでした。効率よくエネルギーを取り出し、炎症を抑え、酸化ストレスが減るようになり、こうした現象の結果として、加齢に伴う病気に罹る率が下がることがわかりました。

6章で、ラパマイシン、メトホルミン、NADブースターが抗老化法として有望視されているという話をしました。実は、カロリー制限が老化や寿命に与えるメカニズムとこれらの薬が働くメカニズムは、分子レベルではつながってくることがわかっています。

哺乳類では、カロリー制限によって、ラパマイシンの標的であるmTORの働きが主に抑えられる一方、メトホルミンが働きかけるAMPKや、NADブースターが効くサーチュインは活性化されます。この結果として、インスリン感受性が上がり、空腹時のインスリンの値が減り、さらに細胞の中ではミトコンドリアの働きが活性化されて、代謝の効率が上がります。また、オートファジーと呼ばれる、細胞が自分の中のいらなくなった小器官などをリサイクルする働き（自食作用とも呼ばれます）も強まります。こうした作用が、カロリー制限における老化を遅らせ寿命を延ばす効果に重要である、と考えられています。

とくに哺乳類サーチュインの代表格ＳＩＲＴ１の遺伝子を遺伝子操作で壊したマウスでは、カロリー制限の効果がみられなくなることが、私の研究室やほかの研究室で証明されています。ｍＴＯＲとＡＭＰＫについては、線虫やハエなどでは、これらの働きをなくした状態にするとカロリー制限の効果が失われるという因果関係が証明されていますが、マウスではまだ十分に明らかにはなっていません。とはいえ、ｍＴＯＲやＡＭＰＫを薬物によって抑えたり、活性化したりすると、カロリー制限によく似た効果が得られることがわかってきています。

ｍＴＯＲ、ＡＭＰＫ、サーチュインの三つがカロリー制限のメカニズムに重要であることは、ほぼ間違いないと思いますが、これらが具体的にどこでどのように働くことが重要なのか、まだ研究を進めていくことが必要です。この三つは、お互いに制御をかけ合っていて、そのメカニズムを解き明かすのはなかなか容易ではありません。また組織や臓器によっては、抑えたほうがよい場合もあれば、活性化させたほうがよい場合もあるようです。たとえば、レニーのラボから二〇一六年に『セル』に発表された論文では、小腸の幹細胞はカロリー制限によってその数を大幅に増やすのですが、この応答にはＳＩＲＴ１とｍＴＯＲが協調的に働くことが重要であることが報告されています。この場合には、カロリー制限の効果を模倣するといわれるラパマイシンを使うと、カロリー制限の小腸幹細胞への効果が失われてしまうのです。生物というのは、本当に複雑ですね。

このような複雑なシステムが備わった背景には、生物が長い年月を経て通ってきた環境の影響を受けた進化の過程が大きな影響を与えているのだろうと思います。現代の先進国に暮らしていると肥満が問題になりますが、長い進化の過程を振り返れば飢餓と闘ってきた歴史のほうが長いのです。私たちヒトを含めて生物は、栄養状態が悪い時に生き延びるシステムを進化させてきたはずです。そのシステムが細胞や組織の中にあり、カロリー制限はそうしたシステムの働きを強めることによって、老化を遅らせ、寿命を延ばす効果をもたらしているのだろうと予想されます。ですから、これらのシステムを上手に働かせるようにすることが健康長寿につながる。そう考えると、カロリー制限のメカニズム、mＴＯＲやＡＭＰＫやサーチュインが、健康長寿につながるメカニズムの共通点となっていることがみえてくるように思います。

老化や寿命に共通する分子レベルのメカニズムが、細胞から個体まで少しずつ、つながってきているのです。

ホルミシスの考え

栄養が足りない状況で、生き延びるための応答システムにスイッチが入り、老化を遅らせることは、「ホルミシス」と呼ばれる現象ととらえることができそうです。ホルミシスは、一定程度の弱いダメージやストレスが与えられると、体に備わった応答あるいは修復プロセスが働いて、かえって健康になる効果があるという現象です。たとえば、毒性をもつ物質を致死量以下の少量ずつ与えると、より高い用量に対して耐性を示すようになる、あるいは弱い放射線を照射し続けると、より強い放射線の照射に耐えられるようになる、といった例があります。こうした例にならって、カロリー制限の効果もホルミシスの効果であるという考えがあります。つまり、栄養不良に陥らない程度にカロリーを制限することによって、私たちの体の中に本来備わっている防御システムを活性化させる、というわけです。この考えは、サーチュインのように、体の様々な応答、防御、修復システムを制御しているような因子に関しては、かなりあてはまっているようにみえます。数多くの研究から、サーチュインの活性を高めておくことが、こうした本来体に備わっているシステムを強める結果になることが明らかになっているからです。

さらに、ホルミシスの考えは最近、ミトコンドリアの機能についてもあてはめられて、ミトコンドリアが作り出す活性酸素種（ＲＯＳ）が少量（適量）であるうちは、ＲＯＳが重要なシグナル物質となって、体の重要な応答システムが活性化されることが明らかになってきています。これを「ミトホルミシス」と呼んでいます。ドイツのマイケル・リストー博士は、この「ミトホルミシス」が老化・寿命の制御に重要であると示す数々の研究を発表してきています。たとえば、リストー博士は二〇〇九年に『米科学アカデミー紀要』に、とても興味深い研究結果を報告しています。このにお話しするように、適度の運動は老化を遅らせる上で重要な効果をいくつも示します。しかしこの時に「酸化ストレス」を減らそうと、「抗酸化ビタミン剤」を同時に服用させたところ、運動が示すよい効果が失われてしまうことがヒトでの研究で明らかになったのです。リストー博士は、これは「ミトホルミシス」の考えに合致する結果であり、運動が生み出す適量のROSが体のよい反応を引き出すのに重要であるからだと述べています。つまり、いわゆる「酸化ストレス」もある程度は体に必要とされている、ということですね。

とはいえ、この考えの難しいところは、どのくらいならば適量で、どのくらいになると害が出る量なのか、系統立てて知ることができないという点です。カロリー制限のところでもお話ししたように、「遺伝的背景」が異なると、同じ程度のカロリー制限でも、それで老化が遅れる個体もいれば、老化が進んでしまう個体もいるわけですから、この「ホルミシス」の考えを普遍的に適用することは、まだまだ難しいと考えていたほうがいいでしょう。同様に、ホルミシス効果をうたった商品については、動物を使った実験で得られた結果が健康な人にあてはまるかどうか検証が十分ではないことがほとんどなので、注意が必要です。

老化の「予防」が世界の潮流

さてこれまでずいぶん細胞や分子の話をしてきましたが、健康を保ち長生きするにはどうしたらいいのか？　明日から実践できそうなお話をすることにしましょう。

加齢とともに、いくつもの病気を抱える人が増えていきます。糖尿病、がん、アルツハイマー病、骨粗鬆症（こつそしょうしょう）、あげていけば枚挙にいとまがありませんが、こうした病気のほとんどにとって老化が最大の危険因子となっていて、歳を取るとこれらの病気になる率が上がっていきます。一つ一つの症状に薬で対処しようとすると、たくさんの薬を飲むことになります。多い場合、二〇種類もの薬を処方されている人すらいます。これは、「ポリファーマシー」と呼ばれている問題で、その深刻さは増すばかりです。薬が多くなれば、副作用が出てくる確率も高くなりますし、さらにその副作用に薬で対応する悪循環が見られることもあります。実は私の母がまさにそうだったのですが、薬を減らしたら症状が改善する場合すらあります。

こうした状況を改善するためには、加齢に伴う体の変化で何が根本的に重要なのか、数多くの疾患の率を上げるような原因は何なのかと突き詰めて考えて、そうした変化が起こらないように、あるいは、ずっと遅れて起こるように、生活習慣の改善も含めて対処法を確立することが大切です。つまり、老化の根本的な原因を明らかにして「老化を予防」することが重要なのです。今や、世界の老化研究の大きな流れはその方向に向かっています。老化を人為的に遅らせて、薬をいくつも飲まなければならなくなるような状態に陥るのを防ぐ、要介護状態になるのを防ぐ、それが重要だという認識が急速に高まっているのです。そのためにどのようなことに注意したらよいのか、これからお話しします。

まず、重要なのは食生活です。最先端の老化研究からいえるのは、これまで繰り返し述べてきたように、体内のＮＡＤを保つようにすることが重要だということです。そのために、体内でＮＡＤに変わるＮＭＮを摂取することが考えられます。加齢によって減少した分を食事で完全に補うことは難しいですが、バランスのよい食事を摂ることで少しは補えることを知っておきましょう。

５章で述べたように、ＮＭＮは体によいとされる野菜や果物に含まれています。代表的なものは枝豆、ブロッコリ、トマト、アボカドなどです。植物の種子にも含まれます。おそらく、発芽するときにＮＡＤ合成が必要になるのだろうと予想しています。

大ざっぱにいうと、四十～五十代の人は、全血液中に約五〇ミリグラムのＮＭＮを含んでいます。野菜などをたっぷり入れて、バランスよく組み合わせて食べると、一日に数ミリグラムのＮＭＮを摂ることが可能なのではないかと考えます。少ない量ではありますが、まったく摂らないよりはいいだろうと思います。どんなものにどれくらい含まれているか、表に示したので参考にしてください（一二六ページの表［図29］を参照）。体に必要なビタミンを摂るために、「色とりどりの野菜をたっぷり食べなさい」といわれますが、ＮＡＤ合成という観点からも、野菜や果物、木の実をバランスよく食べることは大切です。

ＮＭＮへの関心の高まり

そうはいっても、歳を取って体内のNADの量が減ってくると、食品だけでNADを補うのはおそらく無理だろうと思います。そこで、NADブースターとして注目されているNMNやNRといった、NAD合成の中間体を摂ることが考えられます。5章で説明したように、NMNやNRの作用については、すでにマウスで膨大な量の研究がなされており、抗老化作用、また老化関連疾患に対する症状改善効果、治療効果については、その科学的基盤はもはや揺らぐことのないレベルに達しています。そういう意味では、今ちまたで多数売られている、サプリと呼ばれるほかの様々な物質とは、その科学的基盤の重厚さでは一線を画しているといえるでしょう。このため、私たちはNMNやNRのことを「サプリ」とは呼びません。「ニュートラシューティカル」と呼んで区別しているのです。「ニュートラシューティカル」は、食物の中や、生体の中に存在している物質で、厳密な科学研究によって有用な働きが証明された物質を指します。一般に薬のことを指す「ファーマシューティカル」という言葉に対応して作られた言葉です。

それでは、「ニュートラシューティカル」としてのNMNやNRは、ヒトでも効くのでしょうか？　ヒトでの臨床研究はNRのほうが先行しており、十に近い数の論文が発表されています。NRがヒトの体内でNADを増やすことは間違いありません。すでにいくつものグループによって確かめられています。ところが、効果に関していえば、二〇二一年一月現在で、きちんと臨床的な効果が報告された研究は一例もありません。NRを一日に一～二グラムという相当な量を与えた場合でも、何の効果もみられなかったと報告されており、NRへの期待は徐々に薄れてきているのが実情です。しかしながら、NRが有効な局面がまったくないとはいい切れないと思います。少なくともマウスでは、NRは腸内の細菌によってほとんど分解されてしまうと報告されており、NRがきちんとNRのまま吸収されるようにするには、一工夫が必要なのかもしれません。今後の研究の進展を待ちたいと思います。

一方、NMNに関しては、慶應義塾大学医学部の伊藤裕教授のグループが、三つの異なる用量のNMNについて、単回投与で何も異常がなかったことを報告していますが、臨床的な効果については、まだ報告がなされていません。実は、ワシントン大学医学部で、サミュエル・クライン教授、吉野美保子准教授、吉野純准教授、私のグループの共同研究として行ったNMNの臨床研究がすでに完了しました。この臨床研究を主導したのは吉野美保子准教授で、クライン教授のもとで非常に高度なヒトの臨床研究をずっと手がけています。吉野純准教授は、私の研究室でポスドクとなり、その時に世界で初めて、NMNの糖尿病への劇的な効果を証明しました。以来約十年越しで、マウスからヒトまでたどり着いたことになります。

NMNはすでに、数多くの会社が製品を市場に出している状況で、大変な激戦となっているようです。値段も、安いものからとても高価なものまでいろいろです。ここで皆さんにお伝えしておかなければならないことが二つあります。一つは、世界で動物とヒトの両方で安全性が検証されているNMNは現時点（二〇二一年四月現在）で二種類しか存在しない、そしてその二つはいずれも日本製です。もう一つは、非常に高純度、高安定性のNMNを作るのは相当難しく、そういった品質のNMNは、現時点では、かなり高価であることです。解析してみると、安い製品に使われているNMNには相当な数の不純物が入っていて、しかもその中には生体には存在しないような物質まで入っている場合があることがわかっています。ですから、NMNに興味をもった方は、十分に注意されてください。私は、高純度、高安定性で、動物でもヒトでも安全であることが検証されたNMNが、より多くの人たちの手に入るような価格で提供されるようになることを望んでいます。

運動は良薬

さて、高品質のNMNが普及するまでの間、もう一つ重要なのは、実は運動です。「何だ、ありきたりだな」と思われるかもしれませんね。しかし、運動すると筋肉中のNAMPTが増え、NADの合成が上がることが知られています。きつい運動でなくてよいのです。ホルミシスの話を思い出してください。筋肉を普通に動かすと、NADの合成が上がります。足の筋肉を使って歩けばいいのです。

運動は、NAD合成の活性化だけでなく、神経幹細胞を増やす効果もあるとされます。先に述べたように、かつては神経細胞は増えないといわれていましたが、歳を取っても神経幹細胞から新しい神経細胞が生み出されることが確認されています。

そして、運動能力を高く保つと長生きするといわれています。歩幅と一分間に歩くスピードが寿命と相関するという報告があります。広い歩幅ですたすた歩ける人は長生きする傾向があるということです。

マウスの実験をしていても、ちょこちょこよく動き回るマウス、あるいはホイールを喜んで回すマウスは長生きの傾向があります。しかし、厳密にいえば、この身体活動能力の高さが老化の遅れ、寿命の延長の直接の原因になっているかどうかは、よくわかっていません。私たちが、ある遺伝子操作がマウスを長生きにするという実験報告をする時、その遺伝子操作が身体活動能力を高める結果、長生きになるのであって、遺伝子操作そのものが長生きに直接結びついているといえるのかと質問されることがあります。この質問に答えるのは容易ではありません。今いえるのは、私たちが行なってきた老化が遅れて長寿になるような遺伝子操作、あるいは特定の治療方法では、必ず身体活動能力が高まっているということです。身体活動能力と長寿を切り離す実験をするのは難しい、逆にいえば切り離せないのかもしれません。

もう一つ、マウスの身体活動を測定しながら思うのは、「モチベーション」の問題です。マウスにモチベーションなんてあるのかと思う方もあるかもしれません。しかし、マウスのケージにホイールを入れておくと、若いマウスはよく回します。歳を取ってくると、だんだん回さなくなってくるので、身体活動能力が衰えてきたと判断します。しかし、これは身体活動能力が落ちただけでなく、ホイールを回したいという欲求、脳の働きが落ちた可能性もあります。脳の働きを上げたら、ホイールを回す能力が戻る可能性があります。今、私の研究室では、大学院生の一人がこの問題を研究しています。彼女がこの研究を始めたきっかけは、老人、とくに一人暮らしの老人に起こる精神的な問題がこれから非常に深刻になるだろうという問題意識からです。一人暮らしの老人のモデルをマウスで作るために彼女が用いたのは、「社会的隔離（social isolation）」と呼ばれる方法でした。マウスは何匹かで群れていることを好みます。ですので、いきなり一匹ずつに引き離すと、いろいろな行動の変化が現れます。通常、こうした研究にはごく若いマウスを用いるのですが、彼女はそれを老齢マウスを使って調べています。まだ研究途上ですが、その結果をみていると、やはりモチベーションは重要なのだなと感じずにはいられません。だとすると、運動が体にいいことはよくわかっているが、なかなか実行できないという方は、脳の働きを活性化することが解決策になるかもしれません。

食事と運動が老化抑制にいい――。何だ、いい古されて、あたりまえのことではないかと思われるでしょうが、研究すればするほど、重要な意味があることがつぎつぎとわかってくるんだなと感じています。

朝食にステーキ

さて、これからとっておきのお話をします。サーカディアンリズムの研究成果から導かれた生活リズムの話です。サーカディアンリズムとは5章で述べたように、朝から活動して夜に寝て、再び朝活動するといった約二四時間周期のリズムです。身体活動、血圧、遺伝子の働きなど、多くの現象がこのリズムに従って変化することがわかっています。たとえばマウスの場合は、NAD合成は夜に高く、昼は低いのです。ヒトの場合はその逆になっています。

加齢とともにサーカディアンリズムの振幅が小さくなることが知られています。メリハリが減りダラダラしたリズムになってくるのですが、この振幅を保つことが、健康な生活にとって重要です。そのためにはどうしたらいいでしょうか。

私は、二〇一四年にサーカディアンリズム関連の学会に招待され、その分野の研究者の発表を聞いて衝撃を受けました。当時は、栄養や代謝がサーカディアンリズムにどのような影響を与えるのかという研究が盛んに行われており、海外旅行の時差、夜勤など、サーカディアンリズムを狂わせる状態から体を元に戻すには、活動期の始まりに高いカロリーを摂ることが重要だ、という研究発表が相次いで行われました。中には、ラットにチョコレートを食べさせて、そのような研究をしている研究者もいました。視床下部の神経細胞は、栄養を検知する働きがあり、栄養が来たとわかると、ヨーイ、ドンで働き出すためにリズムが整う、簡単にいえばそういうことのようでした。ヒトに置き換えれば、サーカディアンリズムを正しく保つには、活動期の始まりに高いカロリーを摂る、つまり朝食をたっぷり食べる必要があるということです。

その話を聞いて私は、学会場からすぐに妻に電話しました。「こんな面白い発表をいくつも聞いたんだけれど、これまでの生活を変えようじゃないか」と伝えるためです。それまでは家で夜八時くらい、遅いと九時くらいからたっぷりディナーを食べていました。その後にデザートまで食べることもありました。それがサーカディアンリズムを規則正しく保つためには、まったくよくないことを理解しました。そこで、妻と相談して、ディナーの内容をそっくり朝食にもってこようと決めました。

朝からステーキや魚料理、スープやお味噌汁、野菜、デザートまでしっかり食べます。私の朝ごはんの写真を見せると、皆さん驚いて、「朝からこんなに食べられません」といいます。しかし、夜の食事をほんの少ししか食べないようにすれば、朝食をしっかり食べても平気です。妻と私の「夕食」は、チーズやハム、フルーツやナッツなどを少し、ワイン一〜二杯とともに、くつろぎながら食べます。そして、夜八時以降は、水や麦茶を飲む以外は、何も口にしません。血糖値が元に戻るのに四時間くらいはかかるからです［図44］。

たとえば、夜遅く家に帰ってきて、夜一〇時頃に夕食を食べて、真夜中の一二時頃に寝ると、まだ血糖値が高いまま睡眠することになります。そうすると、高い血糖値に反応して脳の神経細胞も働くので、サーカディアンリズムが乱れる原因になります。また夜間に糖分を脂肪に変換するので、当然ながら、太る原因にもなります。夜八時に食べ終わると、だいたい一二時頃には血糖値が普通のレベルに戻ります。これは自分で血糖値を測定して確かめました。夜にあまり食べないようにすると、朝、おなかがすいてぱっちり目が覚めます。非常に正確に目覚めるようになるので、目覚ましがいらなくなってしまいました。おそらくサーカディアンリズムが規則正しくなったためだろうと考えています。またこうしてリズムが整ってくると、午後の時間に眠くなることもありません。そしてその後、妻と私に共通して起こったのは、体重がゆっくりと減ってきたことでした。三カ月くらいかけて体重がゆっくりと減り、そしてあるところでそれ以上減らなくなりました。実はそれが、前にお話しした「ちょっと小太り」のあたりだったのです。おそらく脳（視床下部）が働くために、一定量の脂肪組織を必要としているからなのでしょう。過剰な脂肪は減り、必要なところで止まるのだと思います。

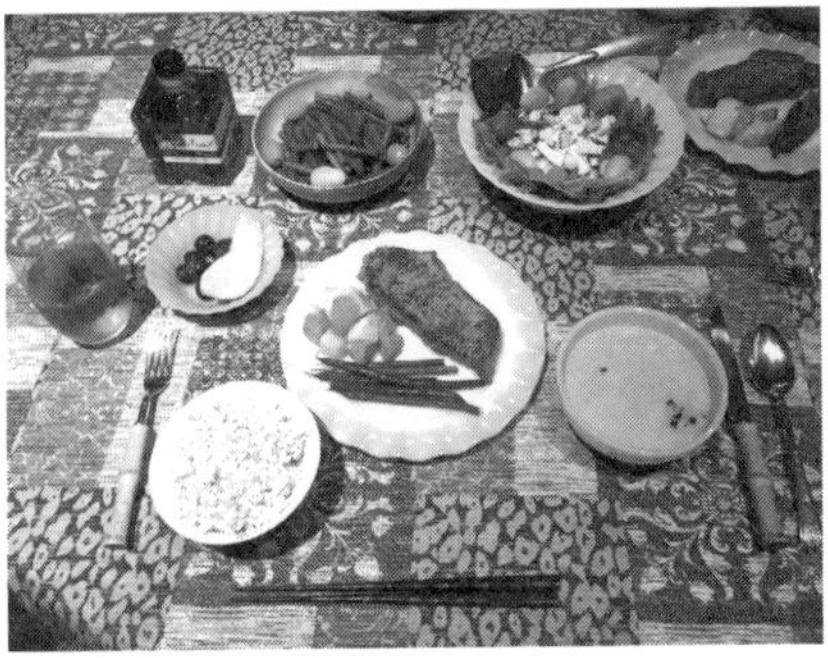

図44　朝食をたっぷりと。ある日の今井家の朝食。

このように朝、たっぷりと食べ、血糖値をガツンと上げて、視床下部の神経細胞を活発化させます。これによって昼間の活動能力が高まって、夜は深く眠れるようになります。生活習慣を変えるだけで、こんなに調子がよくなるとは思いませんでした。以来七年間以上、妻と私はこの生活習慣を続けています。これはサーカディアンリズムの最新の研究成果を自らに応用した結果といえるでしょう。そして、サーカディアンリズムを整えることは、体のＮＡＤのリズムも整えることにつながります。ＮＭＮを飲む際にも、ＮＡＤのサーカディアンリズムを乱さないようにすることが重要なのです。ですから、飲むとしたら朝に飲むのが効果的ということになるでしょう。これによって、リズムを崩さずに、リズムの振幅を増幅してやることができるというわけです。

ここで重要なのは、「何を食べるか」以上に、「いつ食べるか」です。体に備わっている仕組みが本来要求していない時間に食べてはいけません。夜は糖の消費が少ないので、余った糖は脂肪に変わり太ります。体が栄養を要求するのは活動している時間帯なのです。マウスなら夜、ヒトなら昼間です。ですから朝食にはごはんのような炭水化物をしっかり食べていいのです。ダイエットに気を遣う必要はありません。普通にバランスよく食べればいいのです。

欧米人のような肥満になる日本人は少ないのに、日本では糖尿病をはじめ生活習慣病が増えています。それは現代人の生活のリズムが乱れていることも大きな一因でしょう。夜遅くにカロリーの高い食事をし、就寝の直前までブルーライトを発しているスマホを見続けたら、間違いなくサーカディアンリズムが乱れます。そして、サーカディアンリズムの乱れは、肥満や様々な疾患へとつながっていきます。それはＮＡＤのリズムの乱れも引き起こすでしょう。これでは、健康長寿も何もあったものではありません。現代社会はいろいろな意味で豊かになりましたが、生物学的には健康な条件から反する日常生活を送る羽目になっているのではないか、と私は思っています。

老化研究を三〇年以上続けて、生物が本来もっているリズムと能力を高める生活習慣を続けることが大切だという結論に達しつつあります。太陽が昇ったら、体の要求に応えてたっぷり食べて、夜は少し食べて眠る。寝る直前までスマホをみるようなことはしない。

なかなかできないかもしれませんが、一念発起すればできます。私も一人ではできず、妻に協力してもらいました。妻も納得して、生活習慣を変えることにしました。私たちは、最先端の科学から導かれた方法論を実践することで、今のところ健康な生活を送ることができています。

いろいろな機会にこういう話をしたところ、ドイツと中国の友人たちから、両方の国に健康と長寿の秘訣をうたったまったく同じ格言があると教わりました。それは次のような格言です。

「皇帝のように朝食を食べ、王様のように昼食を食べ、夕食は物乞いのように食べなさい」

英国にも同じ格言があるそうですが、ただし、朝食は女王のように、昼食は王女のように、夕食はメイドのように、というのだそうです。

先人の知恵に学べといいますが、まったくそのとおりだと最近つくづく感じます。最先端の老化研究を続けてきてわかったことは、先人の知恵には非常に深い意味がある、ということでした。先人の知恵に学んで、まず朝食をたっぷり食べて、適度に運動しましょう！

9章　老化研究の難しさ

この章では、老化研究を進める際に私が意識していること、重要な問題だと考えていることについてまとめます。やや専門的な話になりますが、老化研究とは何か、考えていることを述べます。

階層構造

私は、老化という個体レベルの大きな現象に深くかかわっている酵素サーチュインを見つけました。しかし、その酵素が実際に体の中でどう働いているのかがわからないと、老化は理解できません。その時重要になるのが、生物が個々の体の中にもっている「階層性」です。一つの酵素を取っても、まずそれが細胞の中で何をしているのか、さらに特定の組織の働きにどういう意味をもつのか、そして個体全体の中だとどういう位置づけになるのか。老化研究の大きな特徴は、そうした階層をまたいで全体像を理解しなければならないということです。

生命科学の研究者の中には、細胞の中の酵素反応の働きをとくに詳しく調べている人がいます。酵素がつかさどる反応の詳しいメカニズムを研究する生化学者と呼ばれる人たちです。たとえば、細胞の中で、あるたんぱく質が数秒でリン酸化される反応では、ＡＴＰがどのくらいの濃度で必要か、といった詳細な解析をします。研究として反応の素過程を理解すること、酵素の化学的な性質を知り、どんな反応をしているのか、メカニズムを理解することはとても重要です。私がサーチュインの酵素としてのまったく新しい働きをみつけた時に行なったのは、こういった厳密な生化学の解析でした。そして、その他の様々な解析から、老化や寿命の制御にこの特別な酵素活性が重要だとわかりました。しかし、それがわかっても、個体の老化の理解には遠く及ばないとの思いを強くもちました。

酵素が細胞の生死にどう関係するのか、あるいは代謝など細胞の機能の中でどういう重要性をもつのか、といった研究をする人は、細胞生物学者と呼ばれています。さらに、組織や臓器の中で酵素がどういう働きをするか、とか、そもそも組織や臓器の働きのメカニズムを調べる人たちは、肝臓研究者とか、腎臓研究者ともいえますが、大きく一くくりにすると生理学者と呼ばれます。

では、老化の研究者は、どういう種類の研究者なのでしょうか。生化学者であり、細胞生物学者であり、生理学者であり、そのすべてだと私は考えます。複雑な現象を解明するために、細胞レベルから個体レベルまで、往ったり来たりする研究分野を統合生理学（インテグレーティッドフィジオロジー）と呼びます。老化研究者はまさに統合生理学者です。簡単にいうと「何でもやります」ということです。生化学的な物質レベルから、細胞レベルでの機能、また組織や臓器、それらを含む個体全体の生理学、それらが統合された体系として、各階層すべての理解をめざすことが老化研究では必要です。

以前は、細胞のレベルでしかわからなかったことが、技術進歩を背景に、組織から個体のレベルに上がってきました。多くの研究者がたゆみない山登りを続けてきたおかげで、個体のレベルを操作できる技術と理解を手にしつつあるのです。

単なるブーム再燃ではない

例として、階層性という視点から「細胞老化」について考えてみましょう。最近の細胞老化研究のブームは、一九八〇～九〇年代のブームが戻ってきているようにみえるかもしれませんが、根本的に違うことがわかります。最近の盛り上がりは、違う文脈のもとで起こっているのです。

かつては、細胞の分裂回数に限界があること、つまり細胞そのものに寿命があるというメカニズムが、個体の寿命を決める基盤になると考えられていました。今はそうではなく、老化した細胞が生体にとって悪さをするものを出し、それが個体の老化を引き起こす原因になる、と考えられています。細胞が有限の分裂回数をもつかどうかは老化のプロセスにとってあまり重要ではなくなっているのです。いうならば、細胞が本来の性質としてもっている特定の反応が、「細胞老化」として再認知され、個体の老化に結びつけて理解されるようになったのです。

それは、研究の階層が一つ上がったことを意味しています。現在は組織レベルの階層で研究しているのだと思います。老化細胞が分泌するものが、組織を傷める、その事象とメカニズムの解明が組織の老化理解に重要だということです。

テロメアと老化の関係に着目することがブームだった頃は、酵素や生化学的にわかる現象の一つ一つが細胞のレベルで解析され、細胞のレベルで明らかになったことを、個体に結びつけて説明しようとしていました。

その時々の技術と科学の発展で、複雑な階層を一つ一つ上っているのだと感じます。

一九五〇年代は、物質の階層で、生化学全盛時代です。それが一つ階層を上げて細胞のレベルに登ったのが、六〇～八〇年代のこと。九〇～二〇〇〇年代にかけては組織のレベルに上がりました。今、老化の研究は、物質、細胞、組織のレベルを経て、組織から個体レベルに上がろうともがいている段階です。分子生物学、ゲノム情報、遺伝子改変技術など、二〇世紀に進展した高度な技術を駆使できるようになったからです。

さらにもう一つ階層を上げて、個体のレベルに上らないと、老化の本質はみえてこないでしょう。組織の老化が詳しくわかっても、それが個体の老化にどう関係しているのかはまだわかりません。たとえば腎臓の機能が落ちてどんどん悪くなると、命にかかわります。それ自体は病気ですが、老化のメカニズムにどのように反映しているのか、寿命とどう関係あるのかは、よくわかっていません。高齢だからといって、すべての臓器の機能が悪くなっているとは限りません。

また前章までで説明したように、いまや私たちはサーチュインやｍＴＯＲ、ＡＭＰＫなど、老化や寿命を制御している幹となる制御系や制御因子を明らかにするに至りました。しかし、それらが体のどこで、いつ、どのように働けば、あるいは機能が落ちれば、老化が進み寿命が限られることになるのでしょうか？

さらに、いったいどの臓器の働きがどれくらい落ちれば、老化が引き起こされ、寿命を決めることになるのか。あるいは全身のいくつの臓器にわたって問題が起これば、老化が起こるのでしょうか。個体全体で老化を理解することが、非常に重要な課題となっているのです。

「ヘテロクロマチン・アイランド仮説」再び

階層を往き来する研究の一つとして、これから取り組みたいことがあります。それは、私の若い頃、一九九五〜九七年にかけて、ソニーコンピュータサイエンス研究所の北野宏明所長（当時主任研究員）と共同で取り組んだものです。1章で紹介したように、分子生物学とコンピュータシミュレーションを組み合わせた、当時としては画期的な研究でした。今はシステムバイオロオジーと呼ばれています。

その時、私たちが「ヘテロクロマチン・アイランド仮説」として発表して予言したことが、今ではほぼ正しいことが証明されています。

階層でいうと、これは細胞の中の分子レベルの話です。ヘテロクロマチンはDNAがヒストンたんぱく質にきつく巻きついている構造で、遺伝子の発現を抑える仕組みになっています。この構造がダイナミックに変化して、ほどける。そこにある遺伝子にスイッチが入って発現する一方、そこからリリースされたヘテロクロマチン構造に必要なものは別の場所に移り、ほかの遺伝子を抑制するのです。私たちはこれが細胞老化に重要な現象だと考えました。SASPという現象もそういうメカニズムの最終形として起こるのではないでしょうか。

具体的にいうと、一九九七年まで私が慶應義塾大学医学部で調べていたコラーゲナーゼ（MMP1）も、今ではSASPの一つとして出てくることがわかっています。MMP1は、皮膚を保つ細胞外マトリクスの構造を壊す酵素です。MMP1の発現を上げるには、その上流の転写抑制構造が壊れること（ヘテロクロマチン構造がほどけること）が必要です。未発表ではありますが、繊維芽細胞でサーチュインを強く働かせると、MMP1は低く抑えられることを確認しています。サーチュインの働きは脱アセチル化酵素でした。ヒストンからアセチル基をはずして、ヒストンへの巻きつきを強め、遺伝子のスイッチが入らないようにしているのです。皮膚が老化してMMP1が出てくる時には、おそらくNAD依存性のサーチュインの働きが落ちてくることがカギとなると考えられます。

少し抽象的ないい方をすると、老化の過程では、細胞の中で、ゲノムの情報のうち必要な情報をどう読み取らせ、必要でないものをどう抑えるかという、「情報の制御」がほころびてくるのです。「ヘテロクロマチン・アイランド仮説」は、細胞レベルでの老化の根本的な素因、「ドライビングフォース」になる仕組みを考える上で、今でも重要だと考えています。そしてこの問題は、現在では「エピジェネティクス」と呼ばれる研究領域として、老化・寿命研究においても脚光を浴びています。エピジェネティクスは、ＤＮＡの配列は変化させずに遺伝子の働きを変えることを研究する分野ですから、遺伝子の働きを制御するヘテロクロマチンにかかわるメカニズムの解明は欠かせません。

二〇年前の私は、その仕組みが仮に詳細にわかったとしても、それが体のどこで起こるのかを知ることが重要だという問題意識があったので、細胞老化の研究から離れました。しかし、当時の研究から得た「ヘテロクロマチン・アイランド仮説」を追った結果、奇しくもサーチュインの老化・寿命制御に重要な機能を発見することになったわけです。

それ以後、哺乳類を使った個体の研究に移り、老化のプロセスや寿命の制御で、視床下部が重要だということを突き止めました。その中の特定の神経細胞が重要だということも、今、わかりつつあります。つまり、二〇年がかりで、組織と個体の階層にたどり着きつつあるというところでしょうか。これから、その特定の神経細胞の中で「ヘテロクロマチン・アイランド仮説」の検証をしたいと考えています。こうして以前の細胞老化の研究と現在の個体での研究が、一つの大きな円環が閉じるかのように、つながりつつあります。

時間のファクター

医学研究を大きく変えた技術の一つは、遺伝子操作技術です。生命工学が個体レベルで遺伝子操作を可能にしました。マウスの受精卵を操作して、特定の遺伝子の働きをなくすことによって、その個体全体に何が起こるのかを調べるのです。技術は進歩して、特定の臓器だけ、特定の期間だけ、ある遺伝子の働きをなくして調べることも可能となりました。簡単に効率よく遺伝子を改変できるゲノム編集技術「クリスパー／キャス9」も登場して、世界中の研究室で様々な種類の遺伝子操作が行われています。そして、クリスパー／キャス9の技術を開発した、エマニュエル・シャルパンティエ博士とジェニファー・ダウドナ博士は、二〇二〇年のノーベル化学賞に輝きました。

こうした高度な遺伝子操作技術は、動物が一つの受精卵からどのようにして複雑な体を作っていくのか、また、どのような遺伝子が病気の原因となっているのか、といった生物学・医学の重要な問題を解明する上で、非常に大きな威力を発揮しています。

私たちも老化研究で遺伝子操作技術を使い、その恩恵にあずかっています。遺伝子を壊したり、過剰に働かせたりして、その遺伝子の働きと老化や寿命のかかわりを調べています。ただ、老化研究の場合、それだけでは十分ではありません。もう一つ、考えなければならない「時間」という要素があるからです。

受精卵から体ができる過程の発生研究なら、個体差はほとんどなく、時間経過も生物の種ごとにほぼ一定です。遺伝子を壊してある臓器ができなくなれば、その臓器を作るのにその遺伝子が欠かせないとわかります。原因と結果が明快です。

ところが、時間をかけて何かが起こる場合、人為的に起こした変異が本当に原因になっているのか、ほかの要素がかかわっていないのか、その解析は単純ではありません。時系列を追って詳細に解析する必要があります。線虫やショウジョウバエといった比較的寿命の短い生物であれば、寿命の期間全体にわたって、何度も解析を繰り返すことも可能ですが、これがマウスになると、一回の解析に二年から三年はかかります。

老化研究が難しい最大の理由は、このような「時間」のファクターがあるからです。だからこそ、老化研究の最初のブレークスルーは、酵母、線虫、ハエなど寿命の短いモデル生物を用いて成し遂げられました。これらの研究が老化・寿命研究の世界を大きく変えつつあった時、研究者の中にも「そのような下等な生物を用いて研究した結果が、老化の起こり方も寿命もまったく異なる哺乳類にあてはめられるはずがない」という見方がありました。しかし、今や、これまでお話ししてきたような、生物に共通して老化のプロセスや寿命を決定しているメカニズムが明らかになってきたのです。そして、いよいよ、哺乳類という複雑な生物において、老化と寿命の制御における「階層構造」と「時間」という非常に重要な問題に取り組むことが可能になってきたのです。

確率論と決定論

時間の要素が重要だということを別の角度から考えてみます。

再び動物の発生現象を考えてみましょう。発生が始まってから一定の時間がたつと体節ができるとか目ができるとか、個々のプロセスは正確に決まっていて、個体差はほとんどありません。ゲノムに書き込まれたプログラムが正確に動いて、遺伝子のネットワークが順番に働いていきます。遺伝子の働きがいい加減であるために、ある個体は目がたくさんあるが、別の個体は目が全然ない、といったことになっては困ります。どの個体でも同じタイミングで正確に現象が進んでいく。つまり、発生の過程は確定的、決定論的なプロセスです。

しかし、老化はどうでしょう。五十代の人を一〇〇人、七十代の人を一〇〇人集めて、外見や健康状態を調べたら、中には五十代でも七十代くらいにみえてしまう人、七十代にはとてもみえない人、といったように、大きなばらつきがみられることでしょう。歳を取れば取るほど、ばらつきが大きくなることもわかってきました。九〇歳で元気に畑仕事をしている人もいれば、寝たきりの人もいます。どうしてそれほど老化の度合いが個体ごとに異なるのか、非常に大きな問題です。一卵性双生児で老化の起こり方が似ていることを考えると、前にお話しした「遺伝的背景」が重要であることはもちろんでしょう。しかし、遺伝的に同一であるはずのマウスの系統でも、老化の起こり方は一様ではありません。一卵性双生児でも、生活習慣が異なれば老化の起こり方はまったく同じではありません。

とはいえ、集団を毎年調べて、若い頃に比べて血圧が上がった人が何%、がんになった人が何%と統計を取ると、老化に伴い増えていく現象をつかむことができます。発生のプロセスなら、次に指ができるとか、目ができるとか、何が起こるかを確実に予測することができますが、老化のプロセスで一人一人に何が起こるのかについては、現時点では予測することはできません。しかしながら、ある性質がどのくらいの割合で現れるかをいうことはできます。つまり、老化のプロセスの特徴は、起こってくる事象が確率的であることなのです。

一〇歳と八〇歳の人を見間違えることはありません。時間の流れでみれば、間違いなくある特定の事象のセットが起こってくることがわかります。この点からいえば、時間軸に沿って考える場合には、老化は決定論的であるともいえます。高齢になってまったく変化しない人はおらず、死なない人もいません。ただし、ある年齢で区切ってみた時には、特定の事象が現れているかどうかは確率論的です。この性質をあえてたとえるなら、時間の経過で現れてくる変化のセットは決まっているが、そのセットの中のどれが選ばれるのかはサイコロを振るようにして決められて

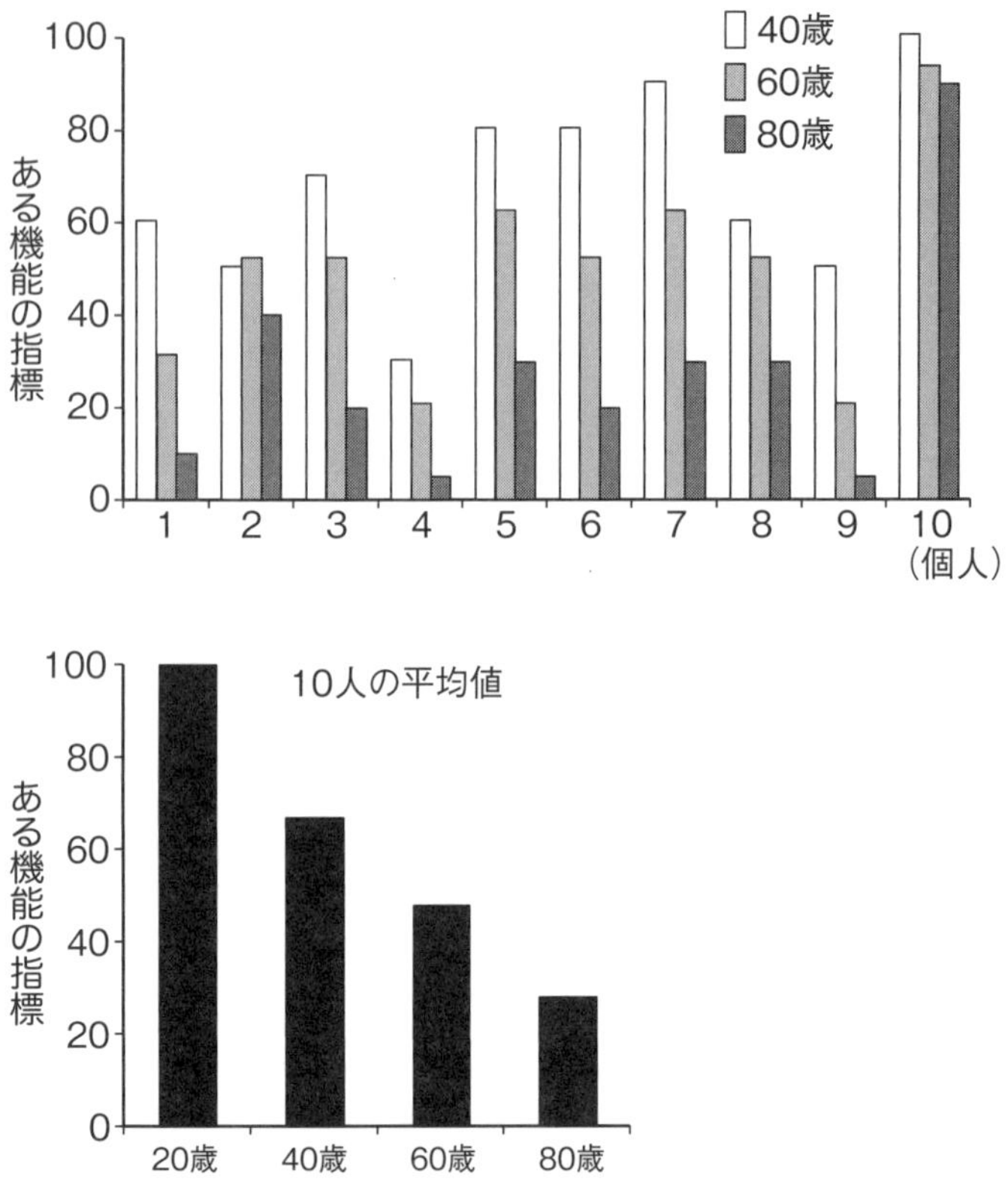

図45　老化という現象の特徴
ここで示した機能は、平均としては、時間の経過とともに間違いなく低下していく（下の図）。しかし、10人の個人それぞれをみてみると、機能の低下の程度は様々で、たとえば4番の人は急速に機能が低下してしまうが、10番の人はかなり機能が保たれている（上の図）。ある時点で、どの人がどのくらい機能低下を示すかの予測は難しく、たとえば、60歳で機能が50％を下回る人は3割くらい、という確率的なことしかわからない。このように老化という現象は、時間軸方向には決定論的に生じるが、各時間の断面では確率論的に生じる、という複雑な性質を示す。

いる、とでもいいましょうか。しかし、それは老化過程のメカニズムがすべてわかってないために、確率論的にみえるだけなのかもしれません。このような性質をもったブラックボックスの中身がわかれば、個人の体の中に起こっていること、あるいは起こることをもう少し予測できるようになる可能性は十分にあると思います［図45］。

老化とは何か

以上のように、老化という現象には、「階層構造」と「時間」のファクターが組み合わさり、時間軸方向には決定論的にふるまうが、ある時間の断面では確率論的である、という複雑な性質があります。このような複雑な特徴をもった現象を示すシステムとして生物をみた場合に、老化の本質はいったいどのようなものと考えられるのでしょうか。

ソニーコンピュータサイエンス研究所の北野宏明所長と共同研究をしていた当時、このような議論をよくしていたものでした。システムの特徴の一つに、「ロバストネス（頑健性）」という工学用語で表されるものがあります。生物学的な用語でいえば、「ホメオスタシス（恒常性）」となるでしょう。たとえば、空腹時の血糖値は通常四～六 mmol/L という非常に狭い範囲にきっちりとコントロールされています。食事をしたあとはもちろん血糖値が上がるわけですが、インスリンの分泌とその作用が正常であれば、数時間後には血糖値はまた同じレベルに戻ってきます。つまりシステム全体に負荷がかかった場合でも、それを元の状態に戻そうとする能力、それが「ロバストネス」なのです。つまり、生物というシステムはロバスト（頑健）であるようにデザインされているわけです。しかし、加齢とともに、インスリンの感受性が落ちてきたり、インスリンの分泌量が下がってきたりすると、血糖値がだんだんと上がってきます。しかし、血糖値が高くなった場合でも、そこに落ち着くようにする制御がかかって、高止まりのところで安定するわけです。この制御系が破綻に向かうと、血糖値を元の範囲に戻すことができず、二型糖尿病という病気へと落ち込んでいくことになります。

こうした議論をとおして北野所長とたどり着いた考えは、「老化は、ロバストネスが変移して、最終的に崩壊する」過程であるというものでした。つまり老化の定義は、「生物がもつロバストネスの変移と崩壊」だと。単なる崩壊でなく、「変移と崩壊」というところに注目してください。歳を取っても人の体はロバストなのです。先ほどの血糖値の例でいえば、高齢者が糖分を摂取しても、血糖値が上がりっぱなしになるわけではありません。しばらく時間がたてば元の値に戻ります。ただし、元に戻った時の値、つまり定常の位置が、若い頃とは違います。たとえば若い頃に血糖値が九〇だった人が、一〇〇になります。血圧も上がります。ロバストであることに変わりはありませんが、定常の位置が推移していきます。だんだんずれていって、最後に全体としてシステムのロバストネスを保つことができなくなるとついにシステムが崩壊する、つまり「死」に至る、ということになります［図46］。

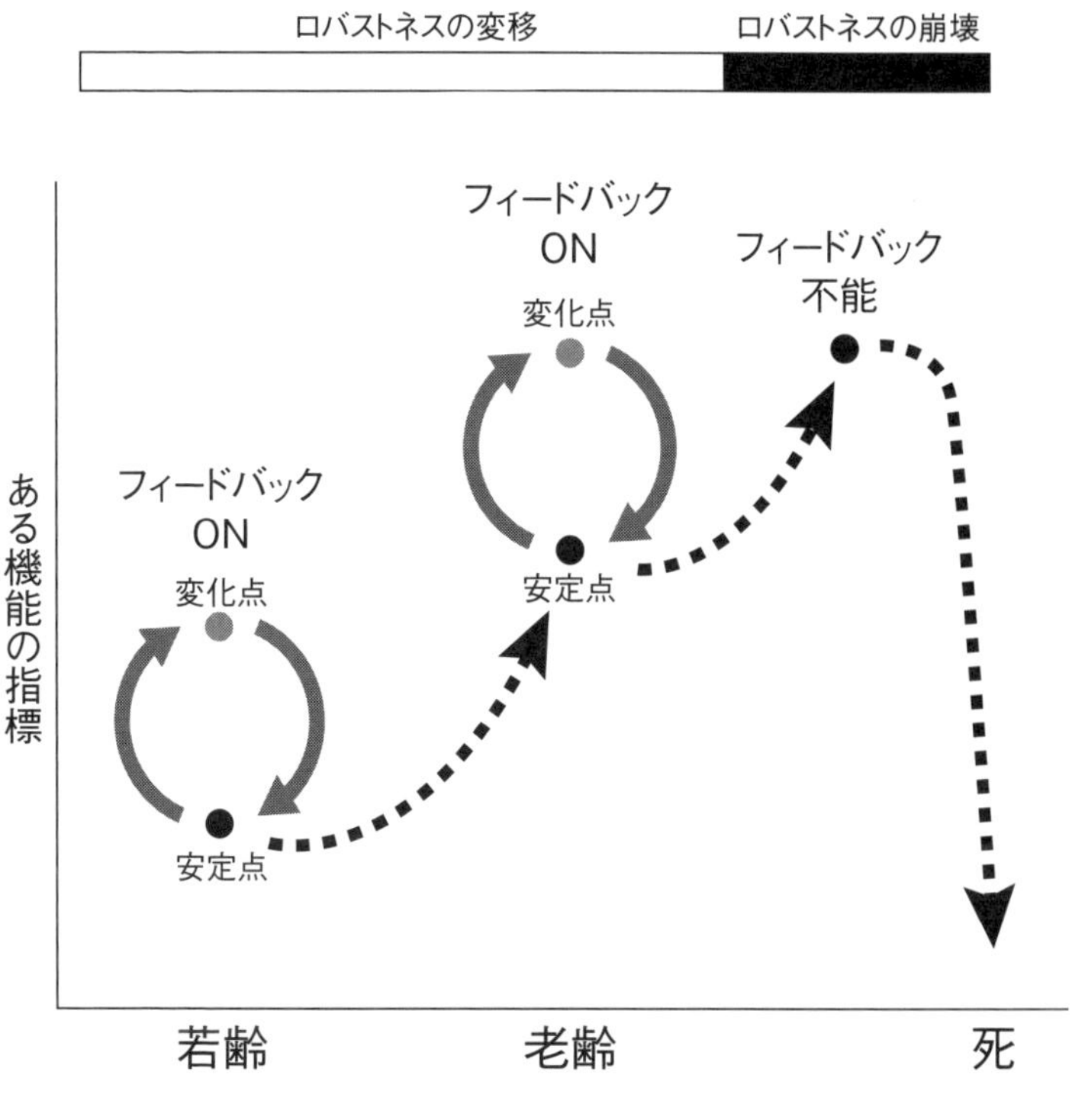

図46　老化は「ロバストネスの変移と崩壊」の過程である
若い頃は、ある機能の指標が、外界からの刺激によって通常の安定した点から変化をしても、フィードバックの機能が働いて、また元の安定した点に戻ることができる。時間の経過とともに、この安定点は徐々に変化していくが、フィードバックの機能が働いている間は、元の安定点に戻ることができる。しかし、さらに変化が続くと、フィードバックの機能が正常に働かなくなり、安定した機能を保つことができなくなって、死に至る。

余談になりますが、ロバストネスを考えると、高齢者の治療法はもう少し考える必要があるかもしれません。たとえば、高齢者は、高血圧といっても、それがシステム全体の中で定常値になっているのであれば、無理に降圧剤で下げるだけでいいのでしょうか。老化の根本的なプロセスに介入して改善する方法があれば、治療効果は変わるのではないでしょうか。若い段階からそうならないように生活習慣や薬で少しずつコントロールしていくのはいいでしょうが、高齢になってから治療を始めるとしたら、局所的にそこだけみても、全体に悪影響を及ぼすかもしれません。ではどうすればいいのか、まだわかりません。老化研究を社会実装する時の課題だと思います。

話が脱線しましたので、システムのロバストネスに話を戻します。この考えに立つと、老化の謎を解くためには、システムの脆弱点はどこか、どこからシステムの異常が始まるのか、という工学的なものの見方が重要となってきます。複雑なシステムを定常的に保つには「フィードバック系」が必要です。システムを乱すような信号が入っても、元の状態に戻すためのメカニズムが何重にもあります。その幾重にも用意されているフィードバック系のどこにほころびができるのか、さらに、どのようにそのほころびができるのか、それをみつけなければならないことになります。

そうしたほころびをみつけるためには、局所的に一カ所だけみても答えは得られません。それは、前に述べたように「階層構造」があるからです。一種類の細胞だけみていてもだめ、一つの臓器だけでもだめ、そうしたアプローチでは階層性のあるフィードバック系の謎を解くことはできません。さらに、そこにどのような「時間」の範囲でみることが重要なのかを注意深く見定める必要があります。フィードバックは分単位で働くのか、それとも時間、日単位なのか、それによって、システムのロバストネスを保つ仕組みが大きく異なるからです。

このように、「老化」の本質が「生物がもつロバストネスの変移と崩壊」であるならば、どの「フィードバック系」が根本的に重要な役割を果たしているのかをみきわめて、そのフィードバック系の性質を徹底的に知る必要があります。私の研究室では、老化と寿命のメカニズムにとって本質的に重要なフィードバック系の一つは、視床下部の特定の神経細胞群と、脂肪組織の間に作られている相互連関であろうと考えています。もう一つの重要なフィードバック系は、視床下部のまた別の神経細胞群と、骨格筋の間に作られている相互連関ではないかと予想しています。そして、これらのフィードバック系を支えるのに重要な役割を果たしているのが、ＮＭＮやｅＮＡＭＰＴといった物質や酵素なのです。私たちは現在、こうした複雑な階層性をもち、時間によって変移していくシステムの全貌を明らかにしようとしています。

技術が未熟だった時代には、記述的な研究しかできなかったり、よくみている現象の本質がわからなかったりして、老化を説明するためにありとあらゆる学説ができたのは無理もないことです。かつては、みえない部分が多すぎて、老化を理解することができなかったのです。技術の進歩に伴い、いろいろな試みがなされ、だいぶみえるようになってきたと思います。そして、「生物がもつロバストネスの変移と崩壊」の仕組みが明らかになった時には、それを制御し安定に保つための、もっと正確な方法がみつかるに違いない、という希望を私は抱きながら、毎日研究に携わっています。

10章　日本の今後を考える

米国に渡ってから四半世紀近く、研究のことのみを考えて走り続けてきましたが、たびたび日米を往復する中で、科学を支える制度や今後の日本のゆくえが気になる年齢になってきました。この章では、日本の高齢化社会や研究状況について、今、私が考えていることをお話ししましょう。

少子高齢化

老化・寿命の研究が、今の日本にとっていかに重要なのかはいうまでもないでしょう。社会の高齢化は全世界で大きな問題になっています。高齢化だけでなく、日本の場合は少子化の問題もあります。二〇一九年に厚生労働省が発表した、女性一人が生涯で出産する数を示す「合計特殊出生率」は一・四二。二〇〇五年に一・二六の最低を記録してから、ゆるやかに回復し、最近は一・三程度です。人口を維持できる水準は二・〇七とされていますので、人口減少が続くのは間違いありません。

高齢化と少子化の組み合わせは、日本だけでなく、欧州のほとんどの国で起こっています。統計を調べてみると、二〇一八年時点で、イギリスが一・六八、ドイツは一・五七、イタリア一・二九、スペイン一・二六、フランスは一・八八とややいい数字ですが、それでも二を下回っています。ちなみに米国は、一・七三です。

アジアはより深刻で、韓国は二〇一八年に一を切って、〇・九八になってしまいました。台湾は一・〇六、香港が一・〇七です。

中国でも高齢化が懸念されています。ちなみに中国の合計特殊出生率は一・六九です。少し前に一人っ子政策をやめましたが、影響が残り、出生率はすぐには戻りません。また男女比が男性に偏っています。近い将来、男女比が偏ったままの状態で、超高齢化社会に突入すると予想されます。

世界的に超高齢化の問題がクローズアップされる中で、私たちは何を考え、どのように対処していく必要があるでしょうか。高齢者の多くは、体のあちこちが衰えてきて、複数の病気・病態をもっています。歳を取れば取るほどそういう状態になる可能性が高い。その一つ一つの病気や病態に、製薬会社が開発している新薬を投入できるのかといえば、答えは明らかにノーです。

日本と欧州の多くの国は基本的に国民皆保険です。とくに日本では、具合が悪くなると、病院に行って待てばとりあえず診察してもらえます。待つといっても時間の単位です。米国の場合は初診で予約すると、診察が数カ月先になるのはざらです。診察される時には、もう治っている、あるいはとても悪くなっているということがしょっちゅう起こります。しかも米国では、お金があって高い保険料を払っている人以外は、毎回、高額の医療費を病院で払うことになります。ですから、健康保険に加入していない人たちもたくさんいるのが現状です。健康保険に入っていたとしても、医療費は高額になりがちなので、米国に住んでいる人たちはできるかぎり医者にかからないようにするのが基本姿勢です（非常に裕福な人たちはその限りではありませんが）。医療が身近でいつでもどこでも手に入る日本の社会が、いかにありがたい便利なものであるかは、日本を離れてみないとわからないでしょう。

日本では、皆保険制度で、気軽に病院に行くことができるので、薬を出してもらわないとちゃんと診てもらった気がしない、という人もいます。高齢になると複数の診療科でそれぞれ薬を処方され、薬の種類が多すぎるために飲み忘れも増えます。それで、症状が改善しないのは薬が効いていないせいだとみなされ、薬の量が増やされているケースもあります。また処方された薬が多すぎて捨てている人もいます。個人負担はさほど大きくないこともあり、薬に無頓着な人が多いのです。日本のように超高齢化が進む国で、このようなことを続けていたら、早晩立ち行かなくなってしまうことは火をみるより明らかでしょう。

すでに日本の国民医療費は年間四〇兆円を超えています。いまだに六%ずつ増えて、増加が止まる気配はありません。こういう状態で、従来の創薬、もしくは製薬会社のビジネスモデルが成り立つのか、私は大いに疑問に思っています。

製薬会社のビジネスモデルは、莫大なコストで新薬を開発して市場に投入し、その薬が医師によって選ばれることで利益を上げるというものです。製薬会社にとっては、開発コストが非常にかさんだとしても、ひとたび「ブロックバスター」と呼ばれるような大当たりの薬ができれば、それで開発コストを回収することができるわけです。しかし、その一方で、皆保険制度の下では、大半の支払いは国の医療費でまかなわれています。国民皆保険がきちんと成立していることが前提のビジネスモデルです。

新薬開発の費用は過去一〇年間うなぎ上りで、ますます増加する傾向にあります。治験の規制が厳しくなっていることも、薬の開発費用を底上げします。新薬開発のコストを回収するためには、薬の単価を高価にするほかはなく、ますます国の医療費が上がります。世界的にみても、このままの体制を保つことは不可能といわれています。唯一の例外は米国ですが、米国は米国で大きな社会的課題を抱えています。

日本や欧州の国々では製薬会社のビジネスモデルの前提は皆保険といいましたが、ちょっと意地の悪い視点でいえば、みなさんにちょっとだけ具合悪くなってもらい、医者にかかりに行ってもらうことも前提のうちです。家で寝ていれば治る程度ではなく、病院に行こうと思う程度に悪くなって、病院で診断され処方箋が出てはじめて薬が売れるのです。病気にならない人、なっても家で少し寝ていれば治る人ばかりだと、薬は売れません。

高齢者の増加で医療費がかさみ、国民皆保険制度のもとで財政が圧迫されてしまう。そんな時代に最も重要なことは「予防」を徹底的に進めることで、病気にならないようにすることではないでしょうか。病院に行こうかという状態になる前に、体の衰えを予防し、病気の原因になるような点を改善するのです。こうした考えは、予防医療、あるいは先制医療と呼ばれています。

予防医療、先制医療が大事だという共通認識はあるのですが、今の製薬会社のビジネスモデルを変えないと、製薬会社が積極的に取り組むとは思えません。医師が積極的に予防措置を講じることができる制度を作る必要があります。あるいは、処方箋がなくても手に入る物質や方法で、予防医療を実現できるようになれば、医療費の削減に大きく貢献することができるようになるでしょう。

日本の老化研究

医療費の抑制を第一に考えるなら、予防医療の考え方に新しい視点を入れる必要があります。予防に力を入れて病気に罹りにくくなっても、寿命が延びれば、総額としての医療費は高くなるという見方があります。また、認知症を予防しても心不全や肺炎になるという具合に、一つ一つの病気をなくす努力をしたとしても、次の病気が待っているために、根本的な「予防」にならないともいわれています。

がんによる死亡リスクは年齢に伴って上がりますが、実はそれは七十代くらいまでで、その先は、がんによる死亡リスクはむしろ下がります。がんによる死亡リスクが下がったあと、それに代わって上がってくるのは、感染症による死亡リスクです。インフルエンザや肺炎などによる死亡です。

がんの予防や治療で健康寿命が少し改善されても、最大寿命はさほど変わらないでしょう。同じことがほかの病気についてもいえます。莫大な開発コストをかけて一つ一つの病気に対する新薬を開発しても、健康寿命の若干の改善は認められますが、老化による死亡率は大きく変わらないといわれ始めているのです。

ではどうしたらいいでしょう。老化のプロセスに人為的に介入して、加齢に伴うすべて病気のリスクを全体として下げればよい、という考え方があります。健康寿命を「少し」ではなく「大幅に」延ばし、最大寿命との差をなくすことをめざすのです。世界的にこの方向をめざすことが重要だという動きになっています。日本ではまだこの考えは浸透していません。

科学は日夜進歩しています。老化・寿命研究も飛躍的な進歩を遂げつつあって、抗老化法の研究成果、技術は、実用、社会実装が目前に来ているような段階です。私は、老化・寿命研究は、予防医療、先制医療を実現するために利用されるべきだ、と考えています。

私はこうした考え方を日本に普及させるために、「プロダクティブ・エイジング」という言葉を使います。私の造語ではなく、ＮＩＡの設立に尽力して初代所長となったロバート・バトラー教授が一九七六年に提唱した概念です。これまで積極的に使われていませんでした。人生の後半においてできるかぎり健康でいられるようにするばかりでなく、同時に個人の生活を十分に楽しみ、また社会にも貢献し続けていく、そういった個人と社会とのかかわり方を考える意味でも、プロダクティブであり続けるエイジングを実現する、それが「プロダクティブ・エイジング」の概念なのです。

「プロダクティブ・エイジング」を実現することは、社会的にも重要な課題です。シニア世代を会社の戦力として雇用することが課題になり、七〇歳まで働くことが議論されています。そういう時代では、個人的にも社会的にもプロダクティブであり続けることができれば、非常に素晴らしいでしょう。

ニュートラシューティカルで老化を予防する

「プロダクティブ・エイジング」を実現するために、安価で処方箋がなくても手に入り、薬と同じくらい効能が厳密に検証されている物質があれば、と多くの人が思うでしょう。

モデルになるのは、米国で安く処方箋なしで購入できる「ベビーアスピリン」です。ベビーアスピリンは低用量アスピリンの錠剤で、一錠八一ミリグラムです。日本でこの用量のアスピリンは処方箋なしに買うことはできません。薬局で売っているのは、解熱鎮痛薬として一回に五〇〇～一五〇〇ミリグラム飲むようなタイプです。

高齢者で副作用が出るケースがあるという報告があり、ベビーアスピリンは万人によいわけではありませんが、比較的安全です。重要なのは複数の臨床研究で、心血管疾患や、大腸がんの予防効果が確実に証明されていることです。私も妻もすでに二〇年近く、このベビーアスピリンを飲み続けています。米国ではだいたい五〇歳になると、大腸内視鏡検査を行うように勧められます。私の主治医は、「誕生日のプレセントをあげよう！」といって、大腸内視鏡検査を処方してくれました。その結果は、まったくきれいそのもので、ポリープの一つもありませんでした。

まさにこのベビーアスピリンのように、普通に薬局で買えて、予防に使える物質を開発して、老化に伴う様々な機能低下を確実に改善できるようになれば理想的だと私は考えています。

その有望な候補の一つは、ＮＭＮです。ＮＭＮは、少なくともマウスの実験では、老化に伴って起こる機能低下や病態を改善します。マウスでは、様々な体の機能や身体活動、睡眠も改善する作用があるので、これをヒトで厳密に検証することが重要です。こうした厳密な検証を経て、処方箋なしに一般の人の手に入るようになれば、プロダクティブ・エイジング、さらには予防医療、先制医療を実現するために使えるようになると思います。

現時点での大きな問題は、高品質で安全性が保証されているＮＭＮの値段が非常に高いことです。価格が高いのは、高純度、高安定性で、問題になるような不純物がまったく入っていないという高レベルの品質のＮＭＮを生産することが難しいからです。今後は、価格を下げるための技術開発が必要になります。

さらに、私は日本で成功例を作ることが重要だと思っています。そもそも、世界で最初にＮＭＮの生産技術を確立したのは、オリエンタル酵母工業という日本の会社でした。５章で述べたように二〇〇八年からオリエンタル酵母工業の研究者と私の研究室とで協力して、高品質のＮＭＮの開発を成功させることができました。このプロジェクトは、オリエンタル酵母の一人の若い研究者であった吉田尚平さんが私に送ってくれた一通のＥメールから始まったのです。その時のメールは今でも大事に取ってあります。若い研究者の柔軟な発想が、大きな結果を導くことになった重要な実例であると思っています。そして、二〇一五年に世界で初めて高品質ＮＭＮの製品化を果たしたのも、日本の新興和製薬（現、ミライラボバイオサイエンス）という会社でした。新しい会社であったことと、ＮＭＮ自体の認知度が今よりも低かったために、最初は偽物を売っているのではないかという疑いの目でみられることもあったそうですが、この六年間で高品質ＮＭＮを市場に供給するリーディングカンパニーとして成長を遂げています。このように、ＮＭＮの開発も製品化も、日本の企業が世界に先んじて実現したことなのですが、この事実は意外と知られていません。ＮＭＮは日本が誇る世界初の抗老化物質候補だと強調しておきたいと思います。世界初の抗老化物質を検証し日本から世界に発信して、その社会実装をいち早く推し進め、まずは日本においてプロダクティブ・エイジングを実現していく。これが実現すれば、日本が健康長寿国家のモデル国家として、世界が直面するであろう重大な問題に解決策を提示できるようになる、それによって日本は世界に大きく貢献していくことができる、と私は強く信じています。

私は、ＮＭＮのような物質をサプリメントとは呼びたくないと前に述べました。ちまたに溢(あふ)れているサプリメントのほとんどは、その効果について、科学的な検証がしっかりとなされていないのです。創薬のプロセスで効果を検証するレベルに比べると、基礎研究も臨床研究も圧倒的に不足しています。創薬レベルと同等の科学的検証をして、健康維持にかかわる効果が認められたものだけ、市場に出すべきだと思います。

その言葉に見合うものが投入された例では、オメガ3脂肪酸があります。体内で作ることのできない必須脂肪酸の一つで、魚の油に含まれるドコサヘキサエン酸（ＤＨＡ）やエイコサペンタエン酸（ＥＰＡ）などです。効果を出すためには、かなりの量を飲まなければなりませんが、中性脂肪を下げる効果が実証されています。高純度、高用量のオメガ3脂肪酸製剤は、英製薬会社グラクソ・スミスクライン（ＧＳＫ）が開発した「ロバーザ」という脂質異常症治療薬として販売されています。この薬で心臓発作のリスクが下がったという論文も出ています。このように、ある物質をファーマシューティカルとしてもニュートラシューティカルとしても開発することは可能なのですが、今までのところ、そうした事例はきわめて限られているようです。

光と影

今の日本には、「これを食べると若返る」「これをすると老けない」といったような情報がちまたに溢れていますが、そのほとんどに科学的な根拠がありません。「科学的根拠」とは、厳密な基礎研究と臨床研究によって築かれた根拠のことです。間違った知識やいいかげんな言説に振り回されたくないでしょう。「脂肪はよくない」といいますが、たしかに多すぎるのはよくありませんが、これまで述べてきたように、脂肪組織は重要な働きをしています。やせ型より、「ちょっと小太り」のほうが歳を取ってきたら健康的です。

私たちの論文で、若いマウスの血液にある物質が、老齢マウスを元気にし、寿命を延ばすことを示しました。これまでのお話の中で、ほかにも様々な抗老化技術がみいだされていることを紹介してきました。マウスで可能なら、ヒトで技術的にできないと考える明確な理由はありません。体内でＮＡＤに変換されるＮＭＮは現時点では高価ですが、技術革新が進めば、誰でも使えるようになる可能性は十分にあります。今や、抗老化技術はＳＦの世界の話ではなく、現実の話になりつつあるのです。

これまで述べたように、ラパローグ、メトホルミン、ＮＭＮ、セノリティクスと、抗老化法開発のターゲットはほぼ出そろった感があります。マラソンのトップランナーの顔がみえてきたというところでしょうか。まだこれから彗星のように現れるものがあるかもしれませんし、トップランナーのうち、ゴールまで行きつくのはどれなのか、まだわかりません。しかし、結果を見定められるのは、一〇年先のことではなく、おそらく五年くらいでしょう。現在の老化・寿命研究は、もはやそこまで来ているのです。そしてもう、ゴールにたどりつくまでは、この開発競争を止めることは誰にもできないように思います。

抗老化物質は、処方箋なしに簡単に手に入るようになる可能性もあります。そうなったら、社会的な影響は非常に大きなものとなるでしょう。メトホルミンは安価な医薬品です。今後処方箋なしでも手に入るようになる可能性も十分にあります。NMNは今のところとても高価ですが、価格を下げる努力がなされるでしょう。ラパローグやセノリティクスは、当面は医薬として開発されることだろうと思います。

抗老化物質が市場に出るようになれば、その影響は広い範囲に及ぶだろうと思います。基礎研究が医学的応用に結びついて注目されている技術には、ノーベル賞の受賞対象となったiPS細胞やゲノム編集がありますが、医学的応用に加えて一般への応用の側面まで考えると、それらより大きな影響を与える可能性があります。ゲノム編集は農業に大きな影響を与えると思いますが、医学についていえば、まだ応用範囲は限られています。とくに受精卵に応用することについては、倫理的な問題があります。iPS細胞の開発は、基礎生物学の根本を覆す画期的な発見ですが、直接の医学応用を考えた場合は、高額の移植医療になる可能性は否めず、移植医療の価格、体制を改革していく必要があるでしょう。

抗老化物質によって加齢に伴う体の衰えを抑えられるようになれば、病気になりにくく、健康寿命が延びることになるでしょう。理想的にいえば、人生の最後まで元気に暮らすことができ、介護の必要がなくなります。要介護の高齢者が元気に動き回るようになり、寝たきりや認知症が減って、医療費も減り、社会的に大きなメリットが生み出されることが予想されます。

しかし、こうした最新技術は光を与えると当時に、そこには必ず影が生まれるものです。ひとたび技術が社会に出ると、何を生み出すかわかりません。

最近、ＡＩで社会が変わると騒がれていますが，抗老化技術とＡＩは根本的に違います。ＡＩによる進歩は、過去の技術革新で経験したことの延長上にあると思います。変革のスピードや規模は違うかもしれませんが、「鉄道や車ができて、牛や馬が使われなくなった。コンピューターが普及して、交換手の仕事がなくなった」といった社会的な変革と同様の現象といえなくもないでしょう。社会は変わっても生物的な社会構造は変わらないでしょう。しかし、抗老化技術は、生物の社会構造を人工的に変えてしまう可能性があります。自然ではありえない状態が、こうした最新技術で可能になりつつあるのです。人口ピラミッドは、現在はいわゆる「樽（たる）」型です。しかし、少子高齢化が進む日本で抗老化技術が普及すると、逆ピラミッド型の社会構造が長期にわたって続くようになることが予想されます。その結果として、介護の必要がなくなった元気な老人がいったい何をするのかが大きな問題となってくるでしょう。

若い人がつくはずの職業を高齢者が求め、競合するかもしれません。長年にわたり年功序列が定着している日本で、年上の人と若者がうまく共存して働いていける仕組みが必要になってきます。あるいは、既得権をもった高齢者が、その地位にしがみつくかもしれません。そのために、社会体制の健康な新陳代謝が行われなくなるような事態が起こるかもしれません。そうなると、若い世代は不満を募らせるようなことになりかねないでしょう。

これらの根本にあるのは、元気になった高齢者が社会にどう貢献していけばいいのかという問題で、それを真剣に考える必要があるということです。抗老化技術の恩恵によって元気になった高齢者が、自分本位でことを考えたり、行なったりするような社会になると、それは大きな歪み(ゆがみ)を生み出すことでしょう。

私は、抗老化技術の恩恵によって健康を保つ高齢者は、その人生の知恵を若い世代に、無理なく、有効に伝えていく術を学んでほしいと望んでいます。「歳を取る」ことが、「人生の叡智を蓄える」ことを意味するようにならなければ、抗老化技術は人間の社会に自分勝手な生き方をする人を増やすだけになるのではないかと懸念しています。抗老化物質や抗老化技術は、バラ色の未来を運んでくるように語られることが多い最新技術です。しかし、それが「自分さえよければそれでいい」という人間を世の中に溢れさせる結果となるのであれば、それは「人類の叡智に貢献した」ことにはならないのではないでしょうか。

ニーチェは「死ぬべき時に死ね」といいました。私が老化・寿命研究を行う意味は、一人一人がその人生の最後まで、自分の人生の意義をあますところなく享受できるようにすることです。「長生きをすること」が目的なのではありません。「死ぬべき時」まで、健康で幸せな人生を楽しみ、その人生の叡智を次の世代に伝えていく、そうした社会を実現することが老化・寿命研究の真の目的であり、抗老化技術がめざすべきものだと私は考えています。しかし、時に私は、もしかしたら「パンドラの箱」をあけてしまったのではないかと考えることがあります。お金持ちがありとあらゆる抗老化技術を求めて健康を維持しようとするのに対して、それを手に入れられない人は社会的弱者となっていく、そういうディストピアを想像してしまったりします。あるいは、自分の欲や地位にしがみつこうとする高齢者が、若い世代を虐げることが横行するような社会を想像することもあります。抗老化技術はそれほど恐ろしい魔力をもっているともいえるでしょう。秦（しん）の始皇帝の昔から、人々が「不老不死の秘薬」を求めてきたことを思えば、それは驚くにあたらないことでしょう。しかし、それが現実のものとなりつつある今、私たちの世代の責任は重大です。この新しい技術をどのように社会実装させるのか、真剣に考えるべきだと思います。

　これまで日本では、遺伝子操作、幹細胞技術などの研究のあり方や倫理について、海外をお手本に指針を作ってきました。これから、世界に先駆けて日本発の「抗老化方法論」を発信していきたいと思えば、お手本などありません。私たちの役割は重大です。抗老化方法論について経済学者、社会学者や市民も含めて議論を深め、世代格差や社会格差を作らず、「希望」とみなされる技術にするための努力が必要です。これは純粋な科学研究の努力とは別の側面ですが、研究という行為自体で終わりなのではなく、その先まで考えることが老化・寿命研究に携わる科学者の使命だと思います。抗老化技術は「パンドラの箱」なのかもしれません。最初に出てくるのは、実は「苦しみ」なのかもしれません。しかし、たとえそうだとしても、その最後には「希望」がその箱から現れて、私たちの人生の苦しみを癒してくれることを望んで、私はこれからも老化・寿命の謎を解き明かす研究に向かっていきたい、そう思っています。

米国の科学システム

ここからは現在進行している抗老化研究の流れと超高齢化社会をみすえて、日本にどのような研究体制を作っていくのが望ましいのか、私の考えを述べていきます。まず日米の研究体制を比較してみましょう。

米国の科学を支えるシステムはとても合理的にできています。米国立保健研究所（ＮＩＨ）が研究費を分配するシステムもかなり合理的です。

ただ、現時点では、以前ほど理想的に機能しているとはいえません。研究費は日本よりケタ違いに多いとはいえ、全体の額が減っているからです。クリントン政権時代には、ＮＩＨの研究費が倍増して、博士号を取得して研究者になる人が増えました。今日では研究者人口が増えた分を支える十分な研究費があるとはいえません。米国でも研究費獲得は厳しい競争になっています。

潤沢な研究費がある時にはうまく働いていた合理的システムが、少し機能不全になっているような状態です［図47］。

研究室の主宰者が研究費の獲得に汲々として、朝から晩まで研究費の申請書を書いているような状態をみて、大学院生が、大学に残りたくないというのも不思議ではありません。

ただ、米国には公的な研究費のほか、科学に寄付する篤志家がいます。大学のトップクラスの研究室は、今や篤志家の人々に支えられているといってもいい状況だと思います。昔の芸術家が貴族や裕福な商人のパトロンに支えられていたように、自由に使える研究費を得て、最先端の研究を行なっています。このような篤志家の寄付にはいろいろな形があり、米国の大きな大学には、篤志家の人々に対応する専門の部署が設けられています。エンダウメント（endowment）と呼ばれる寄付によってサポートされている教授には、篤志家個人や家族の名前が冠せられて○○プロフェッサーと呼ばれ、さらに「卓越教授（Distinguished Professor）」という称号が与えられることもあります。

しかし、競争が厳しくなったとはいえ、公正に科学を評価する機能的なシステムが米国にあることには変わりはありません。公正な評価システムを可能にしているのは、科学者の裾野の広さです。米国に比べて日本の研究者人口は限られていて、一つの領域の研究者の数は少なく、とくに老化・寿命研究分野の研究者は非常に少ないのが現状です。

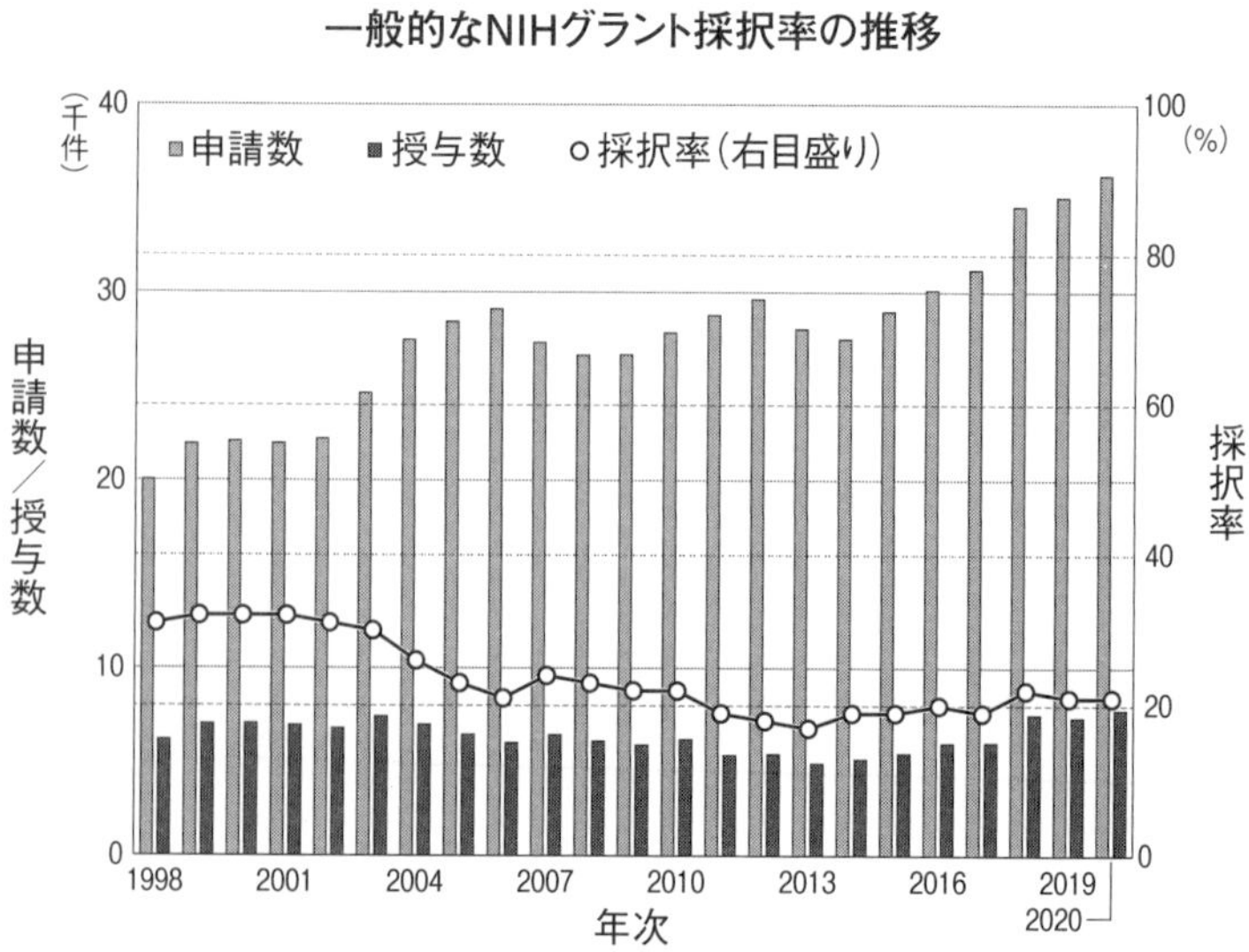

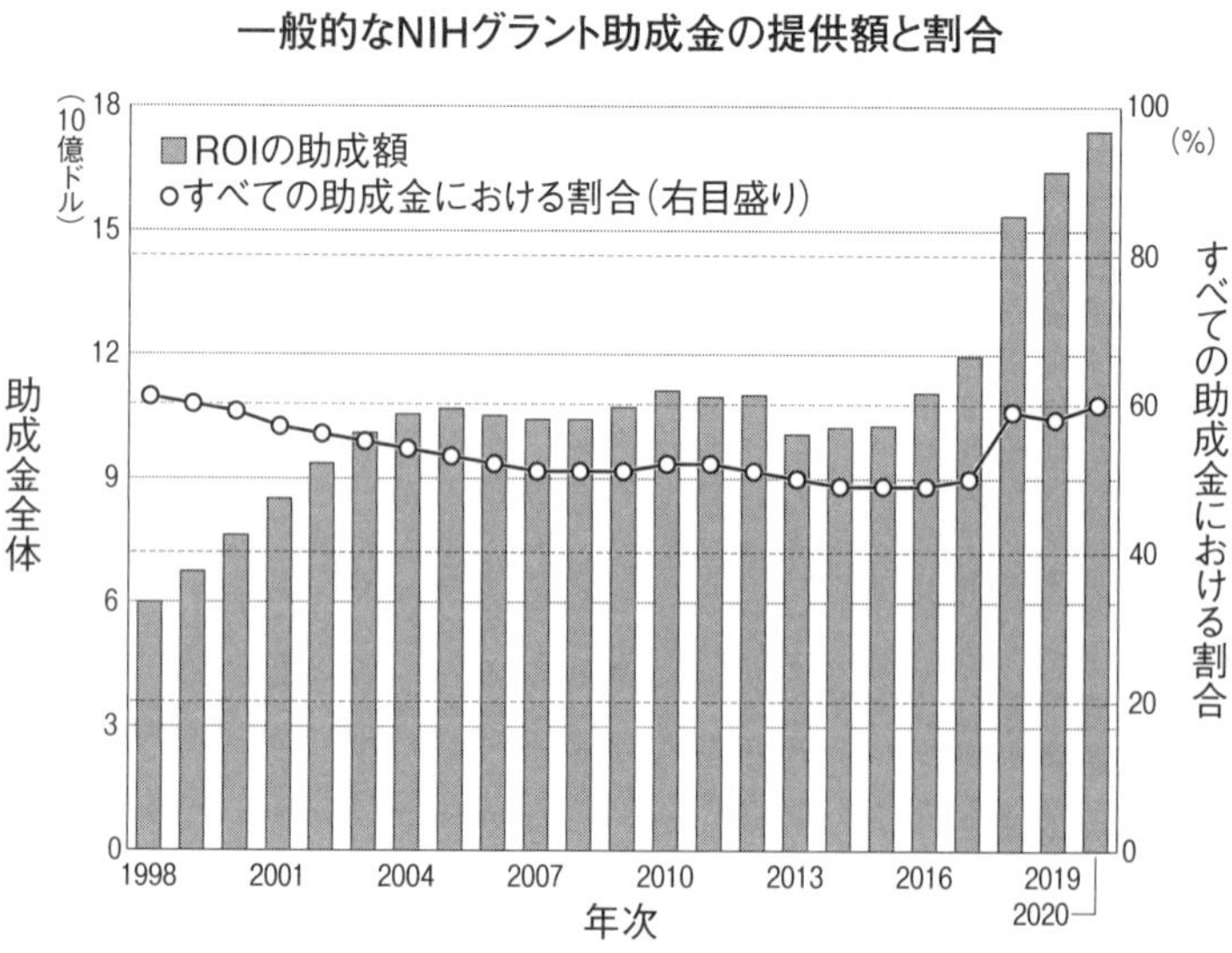

図47　NIHの研究資金の推移（NIH Data Bookより。一部改変）

米国の研究者の裾野の広さは、有機的なシステムが支えています。大学が世界から優秀な若手研究者を集めるポスドクのシステム、大学が能力ある研究者を育てていくテニュアシステム、そして、研究費の分配システム。そのどの部分が欠けても機能せず、全体として、おおむね公平なシステムが成り立っています。

日本の研究制度は、米国のスタイルを取り入れてきていますが、有機的なシステム全体ではなく、一部だけを移入し続けてきました。それが大きな問題を作る要因になったと私は思います。古くは一九九六年に始まった「ポストドクター等一万人支援計画」があります。博士号を取得した研究者を増やして研究を盛んにするという目的は正しかったと思います。しかし、ポスドクの数だけ増やしても目的を達したことにならず、その後の受け皿を増やさない限り、有機的なシステムとして育っていきません。

名前は同じでも中身は違う

日本でも実施されている「テニュアトラック制」ですが、名前は同じでも米国の制度とまったく違う設計になっています。米国の「テニュア制」は、大学を背負って立つコミュニティーの一員として「任期なし」の雇用を保障する制度です。そのため、日本語では、「テニュア」を「終身権」とも呼びます。米国では「テニュアトラック」のアシスタント・プロフェッサーとして最初はテニュアなしで雇用され、数年後にいくつかの基準を満たして優秀だと認められれば、大学に残ってほしい人材として任期なし雇用のテニュアが与えられます。大学によって違いはありますが、研究実績、ＮＩＨの研究費の獲得実績、国内外の学会に招聘(しょうへい)された実績、学部・大学への貢献、そして教育実績、といった評価基準によって厳密に審査が行われます。その際には、大学外の同じ研究分野の専門家にも評価を求めるのが普通です。こうした厳しい審査の過程を経て、ようやくテニュアが与えられますが、中でも、ＮＩＨの研究費の獲得実績はとくに重要視されます。ＮＩＨの研究費はすぐれた研究計画をきちんと立てられる人が獲得できるという認識が評価の前提となっています。ただ資金獲得ができていればよいというものではなく、他の研究資金が十分にあったとしても、ＮＩＨの研究費がきちんと取れているかどうかが評価されるのです。もちろん、こうした競争的資金の一部は、大学に間接経費として入りますので、ＮＩＨの研究費の獲得は大学にとっても重要です。大学ランキングの評価基準にすらなっているくらいですから。

日本のテニュアトラック制度は、最初に研究費と任期つきのポジションがあり、その研究費の支給期間が終わった時に、「十分な業績が上がっていたら、任期なしのポジションにつける」という建てつけになっています。ですが、その時点で、大学の常任のポジションが空いている保障はありません。ポジションのための大学独自の予算があるわけでもありません。つまり、米国のテニュアトラック制度とはまったく異なり、優秀な研究者の雇用を大学が保障する制度にはなっていないのです。

日本で重視されるようになった任期制や、競争的な研究資金の制度も、これらが複雑に絡み合った結果、不必要な競争を生んだように思います。米国で長年にわたり、日本からのポスドクや研究者をみていますが、日本人は、欧米型、狩猟民族型の競争に向いていないように思います。欧米型の競争は、完全に個人主義で、個人の能力を基本としてその貢献度を競います。こうした個人プレーのプレッシャーにさらされることに慣れている日本人研究者は非常にまれです。スポーツマンシップにのっとっているとはいえ、日本人にとってはかなり厳しく、毎日このプレッシャーにさらされていると、体調を崩したり、胃炎になったりします。私もアシスタント・プロフェッサーの頃は、神経性胃炎に悩まされ続けました。欧米型の競争を生き延びることができる日本人は限られているのです。

日本人は、農耕民族型で、和を尊び、チームプレイの能力が非常に高い。「空気を読む」とか「阿吽（あうん）の呼吸」という言葉も、こうした日本人の特質ならではと思います。チームの中、組織の中では、お互いに競い合うような雰囲気を醸すよりも、「空気を読み」「阿吽の呼吸」でお互いにうまくやっていくことが求められているのです。ですから、欧米の精神風土が作り出した競争社会の仕組みを形式的、部分的に日本に移そうとしてもうまくいかないのはあたりまえです。競争が過度になって、若い人が過敏になっています。米国のシステムにならうのはいいのですが、それを日本人の精神風土に合う形にカスタマイズする必要があると思います。

たとえば、個人の業績を評価するとともに、その個人が属するグループとして成果を高め、グループの中で安定した雇用を保つようにする努力は、日本の場合には有効かもしれません。米国のルールを厳密に日本に適用して、任期五年で有無をいわさず外に出なければならないというのではなく、ちょうど研究がうまくいっているなら何年か延長する余地を組織の長の裁量で決められるようにする、といったことを可能にしたらどうでしょうか。

米国では、ポスドクでいられる期間は博士号取得後五年と決まっていますが、継続してスタッフ・サイエンティストとして大学が雇用することができます。その裁量は研究室主宰者に委ねられています。

不必要に過剰な競争は研究不正につながりかねず、そのために大学も政府も性善説に立てず、ひたすらルールを決めてそれを遵守してくださいと管理する方向ばかりが強まって、システム全体が硬直化しています。このような状況の中で、のびのびとした創造性を培う、というのは無理な話です。それをうち破るためには、有能な人材にポジションや任期、また当面の研究費の心配なく、純粋に研究に打ち込める環境を提供する新しいシステムを構築するしかありません。そして、それには民間の力を活用することが重要になってくるでしょう。

次の新しい発見がどこから生まれるかわからないわけですから、努力の方向としては、選択と集中ではなく、裾野を広げることが重要なのだと思います。

科学者の評価

科学者の評価についても日米でかなり違うように感じます。日本やアジアでは、論文が掲載された雑誌のインパクトファクターが重視されます。インパクトファクターとは、論文を掲載する学術誌の評価を、掲載論文の引用回数をもとに数値で示すものです。

米国では、昔に比べて、インパクトファクターはさほど重視されなくなりました。インパクトファクターの功罪が取り沙汰されるようになって久しいですが、基本的に重要なのは、インパクトファクターより、論文の内容が重要かどうかをみきわめる見識をもつということなのです。

もちろん、客観的な指標の一つとして、ある程度、参考にするのはけっこうです。しかしながら、研究者の実力を評価するには、論文のインパクトファクターの合計ではなく、どういうヒストリーで研究をしてきて、今何を考えて、何をしているのか、そしてこれから何をするつもりなのか、ということが最も重要です。その研究者が「ビッグピクチャー」をもって研究を進めている人なのかどうかをみきわめるようにしないといけません。

では米国で、研究者の評価をどのように行うか。若いアシスタント・プロフェッサーの雇用を決める場面がわかりやすいと思います。

たとえば、私が所属するワシントン大学医学部でアシスタント・プロフェッサーを採用する場合、書類審査の段階の候補者は二〇〇〜三〇〇人くらいで、選考委員会の教授たちは、まず書類審査でスコアをつけて二〇人くらいに絞ります。それから選考委員会のメンバー全員で、誰を面接に呼ぶのかを議論して検討し、一〇人くらいに絞ります。面接は「ジョブ・インタビュー」と呼ばれますが、だいたい二日がかりで行われます。まず「ジョブトーク」といって、これまでの研究の業績・内容をセミナー形式で発表してもらいます。ジョブトークは学部・大学の誰でも参加できる形で行われるのが普通です。その後に、選考委員会のメンバーを中心に、あるいは学部の教授陣も含めて、「チョークトーク」と呼ばれるプレゼンテーションがあります。今はパワーポイントで発表することも多いと思いますが、昔は黒板にチョークを使って説明したので、名前だけが残っています。私の大学の学部ではいまだに手書きの説明で行なっていますが。このチョークトークで候補者は自分の研究の発想やこれからの短期・長期の研究計画を説明します。部門の教授たちは、詳細に説明を求め、批判的な質問もして、候補者がどのような議論・反論を展開するのかを注意深く評価します。様々な分野の専門家の教授がいますから、候補者の研究分野に精通している人が必ずいます。専門が違う教授たちは、細かい技術上の説明内容はわからないかもしれませんが、説明内容の論理性や考え方をじっと聞いて評価します。

『セル』『ネイチャー』『サイエンス』といった著名な学術誌に論文を発表した候補者だけでなく、論文掲載はそれほど著名な雑誌でなくても、研究内容、研究計画が素晴らしい人はめずらしくありません。逆に、著名雑誌に論文を出している研究者でも、その研究者が所属している研究室の業績や栄光に依存して、自分自身の考え方を十分に展開できない、あるいは批判的な質問に論理的に答えられない研究者が結構いるのです。アシスタント・プロフェッサーの採用を決める選考委員会で、インパクトファクターが議論になることはまったくありません。その研究者が、どのような研究をしていて、どういうアイデアをもち、どのような研究計画を立てているのか、それはどのくらい重要なのか、その領域は成長しているのか、といったことを侃々諤々(かんかんがくがく)議論します。選考委員会のメンバーの思いは、数年後にその分野のリーダーになる人を採用するということで一致しています。しっかりした倫理観をもっているかどうか、人柄がよく協調性があるかといった人物としての面も検討します。それから候補者が所属していた研究室の責任者の意見、評価も重要です。このようにあらゆる議論を尽くして、才能に溢れた前途有望な人を選んで採用し、育てていくのです。私が所属する発生生物学部には、こうして分野のリーダーとして成長した若手研究者が何人もいます。私たちはそういう優秀な研究者を雇用し、育てたことを非常に誇りに思っています。

　こうした議論やプロセスを可能にするには、大学の研究者の裾野の広さ、有機的なシステムが必要です。有望な人を選んで育て、安定的にそうした人材を輩出するようにするには時間がかかります。ですから、今、私がワシントン大学で行なっているようなことを日本の大学の現状でやろうとするのは制度的に難しいと思います。そこで私は、のちに述べる「プロダクティブ・エイジング研究機構（ＩＲＰＡ、アーパ）」のような組織を作り、次世代のリーダーとなる優秀な人材を日本で育てようと決心しました（二六三ページ参照）。たくさんの研究者を採用することはできませんが、そうした努力の積み重ねが、五〇年後の日本に力強いリーダーを生み出し、日本が世界のサイエンスを牽引していくようになると確信しています。

優秀な人材を育てるシステムというものは、有機的なつながりをもったいくつもの仕組みの総体なので、システムの一部だけ切り取って移植してもうまくいかないことがおわかりいただけたでしょうか。

これまでいろいろな場面で日本人のポスドクを数多くみてきましたが、もう一つだけ、述べておきたいことがあります。それは日本人のポスドクは非常に優秀だということです。とても頭がいいし、手先も器用で実験が上手です。ほかの国々のポスドクと比べても決して引けを取ることはありません。しかし、決定的に足りない部分があります。知識体系が貧弱で、幅広い視野を培っている人がほとんどいないという点です。所属していた研究室と、その周辺の狭い分野の知識しかもってない人がほとんどです。別の領域になると何も知らない人もたくさんいます。

これは日本の大学の研究室が、長年「徒弟制度」で研究を継承してきた弊害だと思います。その研究室で、脈々と受け継がれてきた知識は豊富にもっているのですが、別の関連分野で起こっていることに関する知識が足りない。これは、リーダーシップも含めて教育の問題だと私は思います。

老化研究の日本の体制強化に向けて

世界的に新たな老化・寿命研究の潮流が押し寄せる中、日本でも二〇一七年についに、老化の総合的な研究は重要だ、研究を始めなければならないと、日本医療研究開発機構（ＡＭＥＤ）と文科省が、プロジェクトを立ち上げ、一三億円の研究費をつけました。

その結果、二つの研究拠点ができました。一つは東北大学の片桐秀樹教授が拠点長、東京医科歯科大学（現、東京大学医科学研究所）の西村栄美教授が副拠点長で、臓器連関を中心とした研究を進めています。もう一つは大阪大学の原英二教授が拠点長、理化学研究所生命機能科学研究センターの西田栄介センター長が副拠点長で、様々なモデル生物や細胞を使った基礎研究を進めています。神戸医療産業都市推進機構の鍋島陽一・先端医療研究センター長が研究支援拠点をまとめています。

私もＡＭＥＤの研究に参加することになり、ワシントン大学と日本の研究室の主宰を兼務することになりました。片桐教授の拠点に参加して、神戸のポートアイランドの中に研究室を立ち上げました。老化・寿命制御に重要な役割を果たしていると考えられる視床下部の神経細胞の研究に集中しています。とくに、電気生理学を駆使して、これらの神経細胞の機能を解析しています。

一方、ワシントン大学では、老化・寿命制御における組織間の相互作用の重要性に焦点を当てた研究を進めています。個体内の階層を考えた時に、どの組織とどの組織がフィードバックループを形成して、老化と寿命を制御しているかという謎に迫っています。

ＡＭＥＤでは、二〇一九年からもう一つ、「サイクル」と呼ばれるプログラムの中で、老化にかかわる研究プロジェクトが始まりました。帝人を主幹企業として、六つの企業、二つの大学、二つの研究所が協力し、高齢者の虚弱な状態（フレイル）を予防・治療するための研究を推進しています。


日本が世界における健康長寿モデル国家となるためには、基礎的な老化・寿命研究も世界に伍するレベルにならなければなりません。しかし、キーストーンシンポジウムやゴードンリサーチカンファレンスなど、世界一流の老化・寿命研究の国際会議で、日本からの研究者を目にする機会は非常に少ないのが現実です。日本から招聘されて講演をする研究者も、本当に数えるほどです。また現在の日本の大学では、老化・寿命研究を新しく行うための研究費獲得にも限界があり、新しいプロジェクトを実践する余地はきわめて限られています。とくに、哺乳類の老化・寿命を研究しようとすると、マウスの飼育などに莫大な費用がかかりますから、そうした研究を手がけるにはハードルが高いという現実問題もあります。

私は、日本と米国を往き来しているうちに、日本の大学の弱体化が目を覆うあり様になりつつあることに、非常に大きな危機感を抱くようになりました。この苦しい状況の中で、次世代の世界的なリーダーとなる研究者を育てていくためには、新しい組織が必要だと考えました。そこで、純粋なアカデミアの立場から、基礎的な老化・寿命研究を発信していくために、二〇一九年三月、前述の鍋島陽一・先端医療研究センター長を理事長とする、一般社団法人の研究機構を神戸市に設立しました[図48]。システム・バイオロジー研究機構を設立し、育てられた経験のあるソニーコンピュータサイエンス研究所の北野宏明所長も理事として加わっています。

この一般社団法人の名称は、「プロダクティブ・エイジング研究機構」。英語名はInstitute for Research on Productive Aging、頭文字をとって、ＩＲＰＡ（アーパ）と呼んでいます（https://www.irpa.ne.jp）。二〇二〇年四月から、ポートアイランドの中に研究室も開設し、現在三人の若手研究者を雇用して、老化・寿命のメカニズムに切り込む研究を開始しました。当面はいろいろな企業と共同研究を行うことで資金を調達しています。二〇二一年四月からは、主任研究者クラスの研究者がスイスから赴任して、新しい部門がスタートしました。このように、ＩＲＰＡでは、民間の力を結集し、国際的な協力も得て、日本から世界的なリーダーとなる研究者の人材育成につとめます。二〇二〇年九月には設立記者会見を開いて、

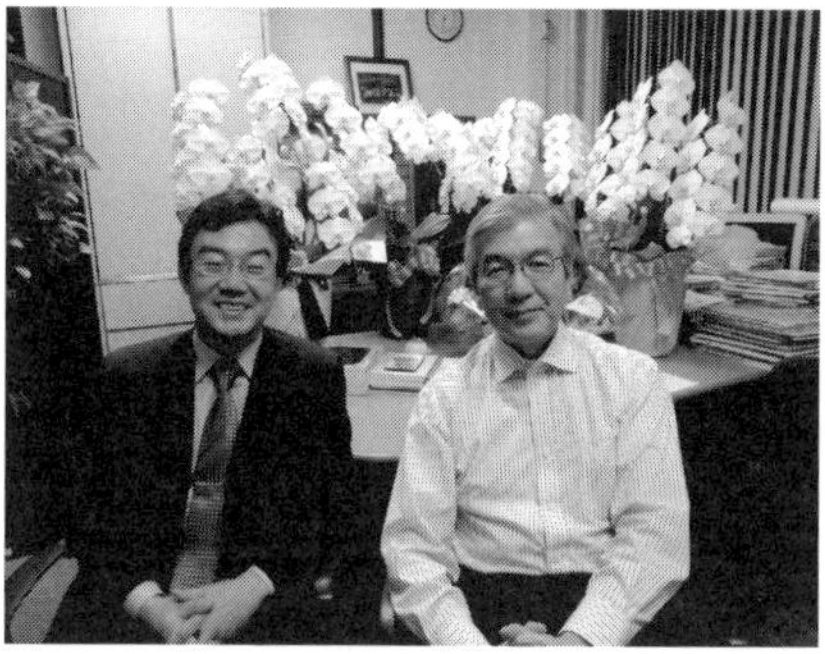

図48　鍋島陽一京都大学名誉教授と。鍋島先生の2010年の紫綬褒章受章に際して。

ＩＲＰＡの設立趣旨、今後の活動方針を公式に発表しました。また二〇二〇年十一月には、ＩＲＰＡ設立記念として老化研究国際シンポジウムを開催し、成功裏に終えることができました。

私たちは、ＩＲＰＡを国際的に認知される研究組織にしたいと考えています。そのために、国際科学諮問委員会を設置して、メンバーには老化・寿命研究の分野で世界的に著名な研究者の方々を迎えました。また最高級の研究を長く続けるために、財政的な基盤を強化するための努力も続けています。老化・寿命研究に大きな関心を寄せる企業や篤志家の方々に、広く支援を募っています。

ＩＲＰＡのモデルは、米カリフォルニア州にあるバック老化研究所です。私立の研究所で、研究者二五人ほどが、老化・寿命研究の分野で素晴らしい研究をしています。細胞老化研究の母として7章で紹介したジュディ・カンピシ教授もこのバック老化研究所のメンバーです。私たちはバック老化研究所の日本版を作りたい、それを世界的な研究所として育てていきたいと考えています。

先制医療、予防医療を実現し、健康長寿モデル国家として、日本から世界に積極的に発信していくことが重要です。日本の立ち位置を明確にし、世界の国々から尊敬されるように位置づける。そしてもう一つは、衰退する科学の力、研究力を世界的なレベルに保つために、ＩＲＰＡのような組織の特徴を活かし、政府や日本の大学や研究機関とも協力して「プロダクティブ・エイジング」を実現していくことが、日本の将来を少しでも明るくするために必要だと考えています。

国際的なリーダー育成を

私の財布の中には、ぼろぼろになった一枚の紙が入っています。この紙を見ると、学生時代、いよいよ実験を開始しようという頃の思い出がよみがえります。

ある日、高野教授がノートを開くようにといいました。

「将来、研究者になりたいなら、守らなければならないことが四つある。今からいうことを書き取りなさい」

よくわからないまま、私はノートを広げ、教授のいうとおりに書きました。

一つは業績がきちんとしていること。論文の数も大事ですが、もっと重要なのは業績の内容です。業績はバラバラではなく、研究者として一つの流れがあるように、ストーリーをもつようにしなさい、と高野先生は話しました。業績はとくに重要だと強調されたので、冠のマークをつけました。

二つめは、いかに研究者を育てるか。後進を育てるために、後輩を引っぱりなさい、といわれました。三つめは研究費が取れること。四つめが人柄です。明るく積極的、誠実でなければならない。すぐれた業績を上げれば、人柄はどうでもいいように思うかもしれないが、人間性はとても大切なことだ、高野先生はそう諭されました。

当時はよくわからずに教授のいうとおりに書いただけですが、のちにこの教えを実践することがとても重要だと理解できるようになりました。米国で素晴らしい研究室をたくさんみた高野教授が自分なりに考えてできた四つの教え。その時に書き取った紙を今でも財布に入れて持ち歩いています。三十年以上たち、紙はよれよれになってしまいましたが、私のバイブルのようなものです。

私は、当時の高野教授の年齢に近づき、教授の指導を思い出しながら人材育成について考える機会が増えました。

最近、米国のバイオ系の研究室では日本人のポスドクをみかけなくなったと感じます。日本から海外に出て行く若い研究者が減っていると聞きますから、米国だけでなく欧州でも日本人ポスドクは減っているのでしょう。

海外に行かなくてもインターネットで情報が手に入るし、実験装置もそろっている。海外に出て、日本に戻った時に職がないかもしれないと不安を抱えるより、日本にいたほうがいいと考える人が増えてきているのかもしれません。

しかし、若い人には、一度は外から日本をみてほしいと思います。世界の多様な地域から来た研究者とともに働き、日本にいる時には想像もしなかった様々な考え方にふれる経験は実に貴重です。ぜひ、挑戦してほしいと思っています。

私がワシントン大学と神戸に研究室をもつことにした大きな理由は、日米を往き来して、人材交流に役立ちたいと思ったからです。

たとえば、神戸の研究員が米国の学会に行く時には、ワシントン大学でワークショップを開いて、両方の研究室の交流を図ります。そこで米国の事情を知り、米国の今井研究室、あるいはワシントン大学のほかの研究室で研究をしたいと思えば、生活や職の心配をせず渡米できる道があるようにしたいのです。そういう人たちには、米国の生活面の相談に乗り、不安がないように図ります。逆に、ワシントン大学の私の研究室で博士号を取得したジョーン・ジョンソン君のように、米国から神戸に来て研究をしている人もいます。日本と米国に拠点をもち、私がつなぎ役となり優秀な人材の交流を実現していきたいと思っています。いわば渡し船の船頭役で、国際的なリーダーシップを発揮できる人材を発掘し育てたいと考えて行なっていることです。海外の研究生活を経験せずに、国際的なリーダーシップ役を果たすのは難しいと思いますので。

こうした思いとともに外から日本をみていると、国際的に強力なリーダーシップを発揮できる人材がとても少ないことが気になります。私なりに振り返ると、バブル時代、日本にまだ余裕があった頃に、国際的なリーダーシップを取れる人材を育成しなかったことが影響しているように思います。

最近、日本人のノーベル賞受賞が相次いでいますが、多くは二〇世紀の業績が評価されての受賞です。日本が高度経済成長期にあり、国力がどんどんと増していた時代に活躍し始めた人たちの中には、大学を定年になった後も現役で素晴らしい研究を行なっている、国際的に著名な研究者が何人もいます。今、日本人でノーベル賞をつぎつぎと受賞されている研究者の方々のほとんどがその世代の研究者だとすぐに気がつくことでしょう。

私は、国力と研究力の間には、深い関係があると思います。この関係が、その国の経済的な力に大きくかかわっていることは否めません。それは現在の中国をみれば一目瞭然でしょう。一九六〇年代、池田勇人内閣が「所得倍増計画」を打ち出した時代は、今の「働き方改革」とはまったく正反対の状況でした。身を粉にして一生懸命に働けば、自分の所得が倍になる。その夢を国民が疑うことなく、皆が必死で頑張れた時代です。国の目標に個人の目標を重ねることが何の疑いもなくできた時代だったのです。今に至るまで日本の研究を支え、世界的なリーダーシップを発揮してきた研究者の方々は皆、こうして、日本の国の成長とともに自分も成長してきた、そういう方々がほとんどなのです。

ところが、今はどうでしょうか。「所得倍増」と聞いて、それがすぐに実現すると思う人は、まずいないでしょう。今や日本の国内総生産（GDP）は右肩下がりで、国とともに、あるいは国の成長を超えて個人が成長していくことはきわめて難しい。そういう時代に、頑張れ、世界に追いつけ、といわれても、元気が出ないのはあたりまえです。これから日本の人口がさらに縮小し、少子高齢化が進み、研究費に回す国家予算が十分に確保できなくなっていく状況の中で、いかに日本の研究力の基盤を支え、国際的なリーダーを育成していくのか、今、考えなければ、今、実行しなければ、日本の未来はないと考えています。そのためには、まず国際的なリーダーを育てる努力を始めなければなりません。

リーダーシップの条件

国際的なリーダーシップとは具体的にはどういうものでしょう。

リーダーシップは、もって生まれた資質、カリスマのようなものだと思っている人が多いかもしれませんが、私はそうではないと考えます。教育で身につけることができる、育てることができるのです。

リーダーシップを発揮するためには、三つのことを実践する必要があります。この条件は、誰かに教わったわけではありませんが、世界の一流の研究者と出会い、話をしていく中で私が自ら学んできたものです。

それは「プライオリタイゼーション（prioritization）」「コミュニケーション（communication）」「オーガナイゼーション（organization）」の三つで、この順序で大切です。

まずプライオリタイゼーション。優先順位をつけることです。リーダーは「今、何をすることが最も重要なのか」を常に考えて実践しなければなりません。考えてみるとわかりますが、もし自分のボスにあたる人が、「これも重要だが、あれも重要だ」というような発言を繰り返していたら、そのボスの下で働いている人たちは、どこに向かうことが最も重要なのかをしっかり見定めることができなくなってしまうでしょう。その結果、そのようなボスにはついていこうとは思わなくなるでしょう。しかし逆に、物事の重要度が的確な判断とともに示されれば、人々はどの方向に進むことが重要なのかをしっかりと判断して働くことができます。つまり、リーダーはいつ何時も、プライオリタイゼーションを的確に行う能力をもたなければならない、それが最も重要なリーダーの資質なのです。その際には、「今できること」だけではなく、「今してはいけないこと」は何かということもよくみきわめなければいけません。実験をしていると、その実験から派生した別の実験をすれば、何か面白そうなことがわかりそうだということはいくらでもあります。しかし、時間もリソースも限られているのです。今やってはいけないと判断することはとても重要です。

あるいは、現在手にしている技術で答えを出すのが難しいことを延々と続けて時間を費やしたあげく、新しい技術が出た瞬間、ライバルに出し抜かれたりしたら泣くに泣けません。今もっている技術の限界も、きちんと判断できなければならない。

優先順位を頻繁に間違えるリーダーには誰もついていきたくないでしょう。ただ、このように口でいうのは簡単ですが、現実の複雑な状況の中で、優先順位を間違えず、最優先する必要があるものを見抜くのは難しいものです。常に、自分自身にその判断を問いかけ、考え続けていくしかありません。

その時に重要な指針になるのがビッグピクチャーです。全体的なビジョン、鳥瞰(ちょうかん)、大局といった意味です。ビッグピクチャーがプライオリタイゼーションの上位にあるべきです。自分の現在の行為のゴールは何か、何を実現したいのか、明確なビジョンをもつことが必要です。サイエンスでいうなら、何を行えば人類の知の蓄積に対して貢献できるのか、ということを明確に考えること、といってもいいでしょう。

細胞の中のこれこれの反応を研究します、というようなことではなく、それがわかれば、人類の知の蓄積に貢献することが誰の目にも明らかなこと。ビッグピクチャーはそうあるべきです。私にとっては、老化の仕組みを解くことがビッグピクチャーです。どんなに面白そうなことがあっても、ビッグピクチャーに照らして瑣末（さまつ）であると判断したことはやらないと決め、老化の理解につながることのみを選択することにしています。

ビッグピクチャーをもち、それに到達するためのプライオリタイゼーションを毎日、考え抜きます。このテーマの実験をすれば早く論文を出せるというような目先の利益でビッグピクチャーを見失ってはいけません。

研究のゴールと優先順位が決まったとしても、一人で実践はできません。最優先課題を実現するためには、情報を広く集め、必要な技術をもつ人々との協力が必要です。その時に重要になるのが「コミュニケーション」です。自分がやりたいと思っていること、やらねばならないことを言葉で明確に説明して、それがいかに重要であるかを皆に理解してもらい、納得してもらわなければなりません。コミュニケーションがきちんと取れなければ、優先順位がしっかり決まっていたとしても、それを実行することがきわめて難しくなります。現在、研究は非常に複雑化しています。とくに老化・寿命研究のように、様々な階層にわたる事象を解析するには、自分たちのもつ技術だけでは問題解決に至らないことも数多くあります。そのためには、自分が重要だと思っていることをきちんと明確に説明して、相手にも納得してもらい、快く協力してもらう、これが共同研究のコツですね。こうした関係構築を実現させるにはコミュニケーションの能力が絶対的に必要とされます。

優先順位を間違う人にはついていけません。コミュニケーションが取れない人もリーダーは務まりません。コミュニケーションを的確に取るには、相手のことも思いやる必要があります。日本国内だけでなく、相手が他の国の人だった場合には、グローバルな視点も重要になります。

プライオリティーもきちんと考え、必要なコミュニケーションも取った、これで十分でしょうか。いいえ、リーダーは目的を実現させるために、それがどのくらいの時間とリソースで実現できるかを事前に評価しなければなりません。考えることはたくさんありますが、その中でもいちばん重要なのは、時間の評価です。自分で期限を区切ることが重要です。「いついつまでにやる」ときちんと決め、それに向かってすべての調整を図ることです。だらだらやっていてはだめです。区切られた期限の中で実行を最適化するために、「オーガナイズ（組織化）」することが重要になってきます。必要な資金を集め、足りない装置があれば調達したり、戦力が足りなければ研究員を増やしたり、プライオリティーを実現するための枠組みをしっかりと作っていきます。この「オーガナイゼーション」のプロセスには、ある程度の経験が必要になってくることでしょう。特定の実験にかかる時間を、トラブルが発生した場合もある程度含めて見積もるためには経験が必要です。またその実験を行う人物の人となりも計算に入れた上で、どのくらいの時間と予算が必要かを見積もる、そういう考え方も必要になってきます。

このように、ビッグピクチャーのもとに、プライオリタイゼーション、コミュニケーション、オーガナイゼーションの順序を踏んで、物事を実行していく習慣をつけることによって、リーダーシップの根底部分が養成されていくのです。「研究」という場面でお話ししましたが、実はこの三つは、実生活の中でもいろいろな場面に応用していくことができます。

さらにこの三つは、研究室の主宰者になる前、若い時から意識していくことが重要です。それがリーダーシップ教育になります。私の研究室では、毎年一回、ラボのメンバー一人一人と、特別なミーティングをもちます。このミーティングで私はそれぞれに「過去一年間の自分を振り返って、どのように評価しますか、A、B、Cの評価でまず教えてください」と聞きます。そうすると、自分はAだと思います、とか、去年はCでした、といった答えが返ってくるわけですが、その後に、どうしてそういう評価にしたのですか、と尋ねます。その時に必ず、上記の三点に照らして、自分の長所、短所が過去一年間の実績の中でどうであったかと分析してもらうのです。そして、将来自分が何らかのグループを率いる場合に、どのような資質が足りないのかをみいだしていくプロセスを取ります。これはポスドク、テクニシャン（技術補佐員）にかかわらず、全員に行います。それは、私の研究室の大きな目標が、リーダーシップ育成にあるからにほかなりません。私の研究室を経た人が、次にどのような職場につくにしろ、そこでしっかりとリーダーシップを取れるようになること、それが研究内容と同じくらい重要な目標なのです。ちなみに、このミーティングの中では、私のリーダーシップの資質についてもラボのメンバー各人が評価します。皆、かなり辛口で、遠慮なく私のリーダーとして足りない点を指摘してきます。ですから私自身も、常に切磋琢磨（せっさたくま）していかなければならない立場にあるわけですね。

日本では「エリート」という言葉には、あまりいいニュアンスがありませんが、本来は「選ばれたもの」という意味で、リーダーシップを発揮する存在です。高校や大学の早いうちから、真の意味でのエリートを育てる教育を始めたほうがいいと私は思います。

あえてこういう話をするのは、人口減少と高齢化で日本が斜陽化の時代に入るのは避けられないと考えているからです。斜陽の時代からの脱却にもっとも必要なのは、国際的なプレゼンスと能力を備えたリーダーだからです。

高齢者が増えて人口動態が逆三角形の社会構造になり、社会保障費、年金制度も含めて、財政負担が増大します。サイエンスにばんばんお金を使いましょうというのはきわめて難しい時代になるでしょう。しかし、ふくれ上がった老齢人口もいずれは減少します。永遠に生き続ける人はいませんから。老齢人口が減少した後、医療費などの税負担が減り、日本の国力に余力が戻るはずです。私はその時期を、大ざっぱに五十年後と予測しています。人口動態が改善され、日本の国力は再び上昇サイクルに入るはずです。まさにその時、五十年後に国際的なリーダーシップを取れる人材が育っていないといけません。そのためには、まず、現在働き盛りの世代の人たちの意識が変わり、彼らがその子どもたちを教育することによって、その世代に力強い国際的なリーダーが生まれるようにする。つまり、二世代にわたる布石を今打つ必要があります。今から始めないといけません。

日本という国家が、将来、明るい未来を享受できるように、世界から尊敬される国であるように、それをサイエンスの力で果たすことができるようにしたいと考えています。

エピローグ

「ワシントン大学で行われたＮＭＮの臨床研究（治験）の結果についてご説明させていただきたいと思います」

二〇二一年四月二三日。ワシントン大学医学部教授の今井眞一郎は、セントルイスの自宅からメディアに向かって、落ち着いた口調で語り始めた。新型コロナウイルス感染拡大によって普及したオンラインの記者会見だ。動物実験では様々な抗老化効果が確認されたニコチンアミド・モノヌクレオチド（ＮＭＮ）をヒトが飲むとどうなるのか――。この日、今井らの初の治験の論文がサイエンス誌で発表された。論文内容を日本語で説明するために会見が開かれた。

今井はまず、今回の発表に至るまでの道のりを振り返った。最初は誰も関心を示さなかったＮＭＮ。あらゆる生物に必須の物質ＮＡＤに体内で変わることから、今井らはその作用をマウスでの研究で解明してきた。何度も高いハードルを越え、ついに一四年目で、ヒトでの最初の研究結果の発表までこぎつけた。長年の同僚であるサミュエル・クライン教授、その右腕となって治験を率いた吉野美保子准教授、そして今井の研究室から独立した吉野純准教授、こうした素晴らしい仲間の協力があって初めてこの日を迎えることができた、としみじみ胸に迫る思いがこみあげてきた。

今回、研究に参加したのは肥満があり、糖尿病の前段階となる症状を持っている五五〜七五歳の閉経後の女性だ。一三人にＮＭＮ、一二人に偽薬を毎日十週間にわたって飲んでもらった。女性に絞ったのは、以前の研究で糖尿病のメスマウスにＮＭＮを飲ませると治療効果が高かったからだ。

「ＮＭＮを毎日二五〇ミリグラム、一〇週間投与すると、骨格筋においてインスリンの働き方、インスリン感受性といいますが、その指標が二五％上がりました。これは体重を一〇％落としたときのインスリン感受性の改善に匹敵します」

肥満があると、血糖値を下げるインスリンの働きが悪くなり、糖尿病になりやすいことが知られている。今回の研究でみられた改善はいわば、体重七〇キロの人が努力して七キロ体重を落とす効果とほぼ同じということになる。それだけではなく、骨格筋でインスリンが働いていることを示す、分子レベルの指標もしっかりと上がっていることが確認された、と今井は説明を続けた。ＮＭＮがヒトで臨床的に意義がある効果をもたらすことがついに確認されたことになる。

ただ、マウスで得られた結果とは異なる部分もあった。脂肪や肝臓ではインスリン感受性の改善は認められず、血糖値の変化はなかった。また、インスリン感受性と相関することが知られている、肝臓内の脂肪の量にも変化はなかった。血圧や体重も変化していなかった。ＮＭＮをマウスに一年間飲ませた実験では、「中年太り」を抑え、代謝が活発になり、老化に伴って起こる免疫や骨密度、目などの機能低下を防ぐといった様々な効果を確認してきた。糖尿病やアルツハイマー病など加齢に伴って増える病気を抑制する効果も報告されている。そうした動物での研究報告に比べると控えめな結果にもみえる。

「マウスで行なった実験に比べて、今回はＮＭＮの量が少なめで期間も短い。効果の違いはそのためなのか、条件を変えてさらに調べていく必要があります」

今井はそう慎重に説明した。ヒトはマウスより数十倍長く生きる。マウスでみた実験結果をヒトで再現しようとするなら、何十年もかかる。これはＮＭＮをヒトでの抗老化療法に用いることができるかどうかを知るための、貴重な第一歩なのだ。

しかしその一方で、マウスではわかっていなかった意外な結果も明らかになった。ＮＭＮは、骨格筋の再生にかかわる細胞群にとって重要な遺伝子の働きを上げていることがわかったのだ。それがどのようなメカニズムで起こっているのか、さらに調べていかなければならない。これから研究を進めていかなければいけない新たな謎だ。今井は、研究者としての姿勢を崩すことなく、こうした点を強調した。

しかし、メディアはつい先走りがちだ。「今回の結果でＮＭＮの抗老化作用がヒトで確認されたといってもいいのでしょうか」といった質問が出る。

今井は答えた。

「まだ言えません。様々な研究を一つ一つ積み上げて、その上で総合的に判断しなければなりません。今回が、初めての治験の結果です。これが引き金となって、これからいろいろなことがつぎつぎと明らかになるでしょう。研究は加速しています。五年もたたないうちにヒトへの効果がもっとわかってくるでしょう。エキサイティングな時代に突入したのです」

　ワシントン大学では二〇二〇年一〇月から、男性も含めたより大規模の治験が始まっている。この治験は、米国防省の研究費によってサポートされている。ＮＭＮの量も一日三〇〇ミリグラムに上げ、期間も一六週間に延ばした。この治験からどのような結果が得られてくるのか、説明を続ける今井の声に期待がにじむ。日本でも、今井らが設立したＩＲＰＡで、ＮＭＮの臨床研究を推進していくことが決まっている。これからますます忙しくなることだろう。

　老化と寿命の謎を探り、その仕組みに基づいて、抗老化療法を打ち立てる道は続く。その道のりは険しく、きっといいこと、きれいごとばかりでは済まされないのだろう、と今井は思う。

「パンドラの箱は開かれた」

　箱の中から、未来を明るくする希望を取り出すこと、その決意を胸に、今井はその日の会見を静かに終えた。

あとがき

アカデミアの研究者として、三四年以上にわたって、老化と寿命の謎を一心不乱に追い続けてきました。思えば、あっという間だったような気もします。一〇年間、日本で研究をし、その後米国に拠点を移しましたが、気がつけば、現在所属しているワシントン大学医学部に赴任してからもすでに二〇年が経過していました。この約三〇年間に起こった老化・寿命の科学の進歩に想いを馳せれば、ずいぶんと遠くまで来たものだなあ、という感慨が、胸の中に静かに広がるのを感じます。この研究の旅路に私が経験したことを多くの人に伝えたい、という思いはずっと私の中にありました。しかし、日々の研究の忙しさの中で、その時間を取ることがなかなかできずにいたのです。

そんな私に、「今井さんが辿られた研究の道を全部お話しになってみませんか」と声をかけてくれたのが、長年の知り合いだった、朝日新聞科学医療部で科学ジャーナリストとして活躍されている瀬川茂子さんでした。瀬川さんは二〇〇〇年に、『不老不死は夢か――老化の謎に迫る』という著書を講談社から上梓されています。これは、一九九八年十~十二月に朝日新聞の科学欄に連載された「寿命の設計図」という記事をまとめ、それに加筆したものでした。じつはこの時、瀬川さんはＭＩＴのギャランテ研究室を取材され、そこで私は瀬川さんと知り合いになったのでした。当時瀬川さんと、老化・寿命研究の現在と未来、また日本の未来についても、たくさんお話ししたことを今も懐かしく思い出します。

瀬川さんからの申し出は、まさに天の啓示だったと思います。それから、膨大な時間をかけて、私の三〇年以上にわたる研究者としての歴史のすべて、老化・寿命研究の最先端について、老化という現象に対する私の考え、そして私が海の向こうから日本をみながら常日頃考えていること、そういったすべてを瀬川さんにお話ししたのです。その長時間にわたる記録から文章が起こされ、さらに加筆修正され、また数多くの検討を経て、最後に最新の研究成果に関する記者会見の模様が加えられて、この本がついにでき上がることとなったのです。瀬川さんからの申し出がなければ、私はこの本を完成させることは到底できなかったことでしょう。瀬川さんには、心より深く感謝しております。

ところで、この本の題名にある「パンドラ」の物語を、皆さんはご存知でしょうか？　有名なギリシャ神話の中のお話なので、読まれたり聞かれたりされた方々も数多くいらっしゃることでしょう。パンドラはゼウスが作り出した地上で最初の女性です。人類に火を与えたプロメテウスの弟であるエピメテウスと結婚します。ゼウスは、プロメテウスが神々の火を人間に与えたことの報復として、ありとあらゆる厄災を閉じ込めた箱を「絶対に開けてはならない」といって、エピメテウスに与えます。ところが、パンドラは好奇心から、エピメテウスの留守中にこの箱を開けてしまうのです。こうして疾病、災害などのありとあらゆる厄災が人類にもたらされることになりました。これらの厄災が箱から解き放たれるときに、大きな苦痛を味わったパンドラは箱をすぐに閉めるのですが、その時に箱の中から小さな声で、「どうか箱を開けて下さい」という声が聞こえてきます。「お前は誰？」と尋ねるパンドラに、その声の主は「私は希望です」と答えるのでした。かくして、人類の手には「希望」が残されることになったのです（この神話にはいくつかの違うバージョンがあります）。

私は、この物語に、老化・寿命研究の現在を重ね合わせて、私たち研究者がなすべきことをずっと考えてきました。老化・寿命の謎を解くということは、あたかも「パンドラの箱」を開けてしまうような、それほどの重大な意義をもっていると私は感じています。その研究の成果を正しく社会に応用していくための責任が、私たち研究者には求められている、と思います。この本が、読者の方々にとっても、老化・寿命研究の成果を享受できるようになった社会で、私たちがいったいどのように、また何を目指して生きていけばよいのか、ということを考えるよすがとなってくれるとよいと思っています。

この本の中に書かれている研究成果はすべて、私の研究室で日夜研究の苦労をともにしてきた多くの大学院生、ポスドク研究員、またスタッフメンバーの貢献なくしては得られませんでした。またワシントン大学に私をリクルートしてくれた前々学部長のジェフリー・ゴードン教授、前学部長デービッド・オーニッツ教授、現学部長のリリアナ・ソルニカ＝クリーゼル教授、また現医学部長のデービッド・パールムッター教授からの多大なるサポート、またサミュエル・クライン教授をはじめとするワシントン大学の多くの同僚、さらに老化・寿命研究分野をともに牽引してきたハーバード大学のデービッド・シンクレア教授をはじめとする多くの同僚たちからの励ましとサポートに、この場を借りて深く感謝致します。また日本における研究活動を支えてくださり、ＩＲＰＡの設立をともに実現してくださった、神戸医療産業都市推進機構の鍋島陽一先端医療研究センター長に、心から感謝を申し上げます。またコロナ禍の最中、ワシントン大学へ多大なるご寄付をしてくださった田中経丸（つねまる）、めぐみご夫妻に、ワシントン大学を代表致しまして、深く御礼申し上げます。

また、日本から米国へ、さらにボストンからセントルイスへ、二度のカルチャーショックにもめげず私を支え続けてくれた妻の寿子（としこ）に、心から「ありがとう」といいたいと思います。じつは今年（二〇二一年）は、私たちの銀婚式の年にあたります。これからの人生を、「希望」を胸に生きていくことができるように、家内とともにこの人生の節目を祝いたいと思います。

最後に、コロナのパンデミックがまだ打ち続く中、この本によって一人でも多くの方々が、老化・寿命のサイエンスの興奮を感じ、健康長寿を実現した日本の明るい未来を思い描いていただくことができれば、それに勝る喜びはありません。

令和三年五月三〇日

今井　眞一郎

今井眞一郎（いまい・しんいちろう）
ワシントン大学医学部発生生物学部門・医学部門教授／神戸医療産業都市推進機構先端医療研究センター・老化機構研究部特任部長。プロダクティブ・エイジング研究機構（IRPA）理事。専門は哺乳類の老化・寿命の制御のメカニズムの解明および科学的基盤に基づいた抗老化方法論の確立。
1964年東京生まれ。89年慶應義塾大学医学部卒業、同大大学院で細胞の老化をテーマに研究。97年渡米、マサチューセッツ工科大学のレニー・ギャランテ教授のもとで、老化と寿命のメカニズムの研究を続ける。2000年にサーチュインというまったく新しい酵素の働きが酵母の老化・寿命を制御していることを発見。01年よりワシントン大学（米国ミズーリ州・セントルイス）助教授、08年より准教授（テニュア）、13年より現職。世界的に注目される抗老化研究の第一人者。

構成
瀬川茂子（せがわ・しげこ）
朝日新聞科学医療部記者。東京大学理学部卒業。米マサチューセッツ工科大学科学ジャーナリズムフェローを経て1991年朝日新聞入社。科学全般、とくに生命科学や防災科学の取材をしている。著書に『不老不死は夢か』、共著に『脳はどこまでわかったか』『巨大地震の科学と防災』『iPS細胞とはなにか』など。

開かれたパンドラの箱
老化・寿命研究の最前線

2021年7月30日　第1刷発行

著　　者　今井眞一郎
構　　成　瀬川茂子
発 行 者　三宮博信
発 行 所　朝日新聞出版
　　　　　〒104-8011　東京都中央区築地5-3-2
　　　　　電話　03-5541-8832（編集）
　　　　　　　　03-5540-7793（販売）
印刷製本　大日本印刷株式会社

ISBN978-4-02-251686-2
定価はカバーに表示してあります。

落丁・乱丁の場合は弊社業務部（電話03-5540-7800）へご連絡ください。
送料弊社負担にてお取り替えいたします。